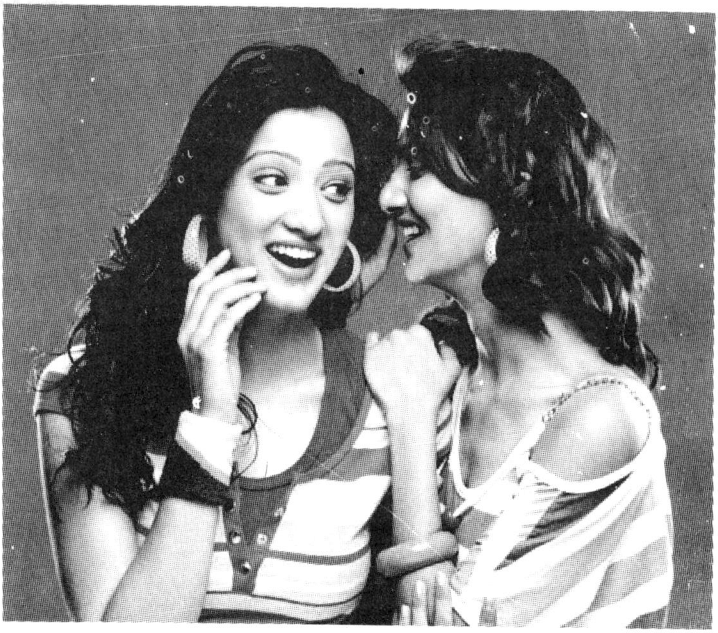

'स्त्री एवं बाल रोग चिकित्सा'
पुस्तक एक ऐसी सहेली महसूस होती है
जो दुःख एवं कष्ट के समय में सुख व राहत देती है।

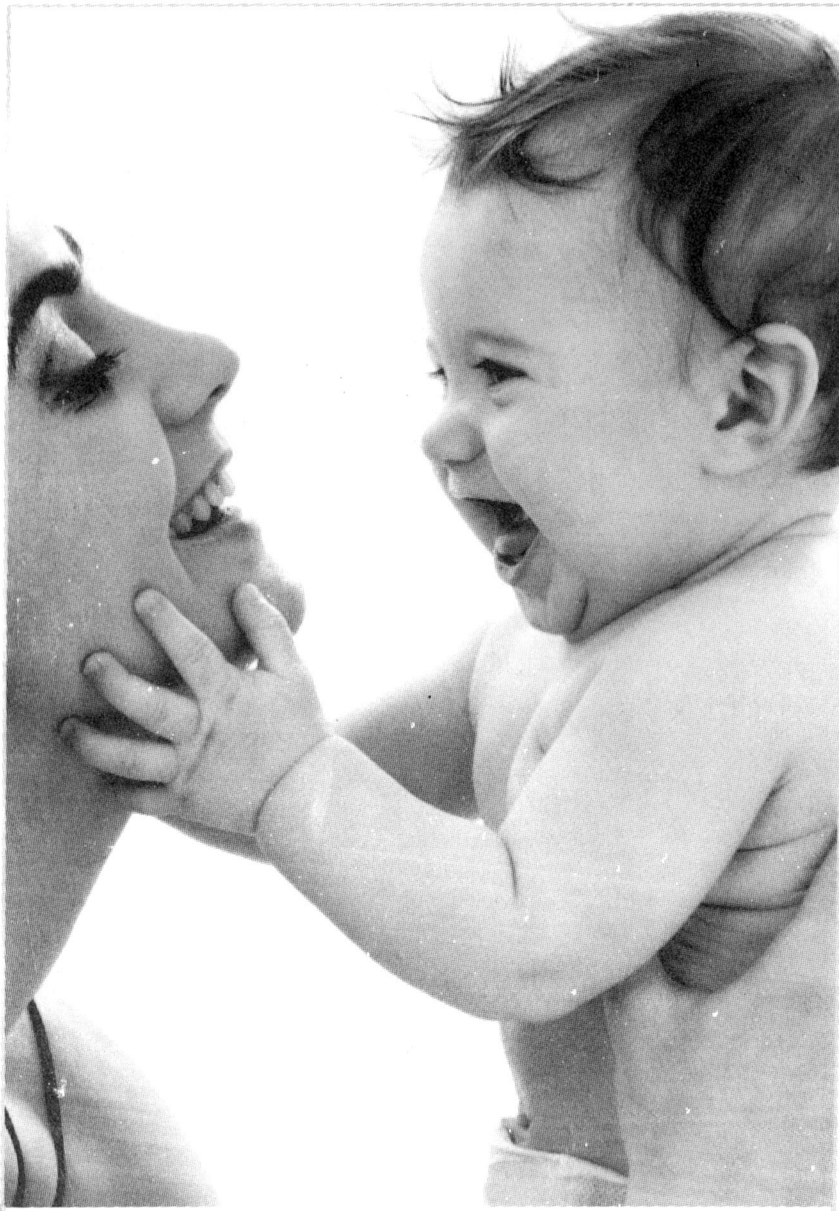

हर माँ की यह आशा होती है कि
उसका बच्चा स्वस्थ हो, यह पुस्तक
आपको, आपके लाडले को बेहतर देखभाल करने में
मदद करती है।

स्त्री एवं बाल रोग चिकित्सा

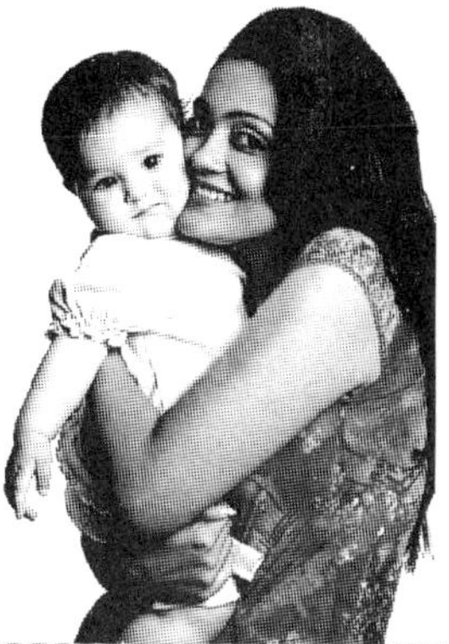

(स्त्री व बालकों की घर पर चिकित्सा के लिए एक अनूठी पुस्तक)

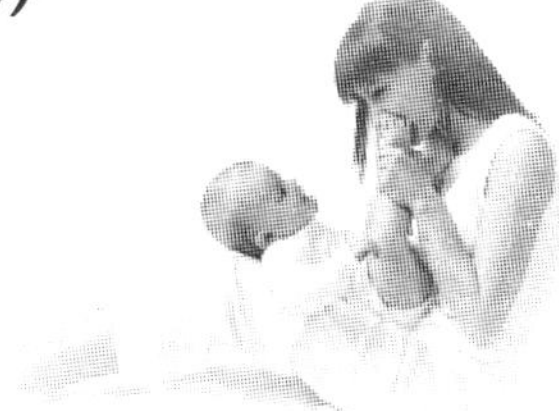

लेखिकाः

श्रीमती राजकुमारी गुप्ता

बी.ए. (गृहविज्ञान), एम.ए.

स्वास्थ्य और परिवार कल्याण मंत्रालय, नई दिल्ली द्वारा **चतुर्थ पुरस्कार** से सम्मानित

वितरकः

P·B·D

पापुलर बुक डिपो

जयपुर

:: प्रकाशक ::

नारायण प्रकाशन

जी–1, एस.एस. टॉवर, धामाणी गली,

चौड़ा रास्ता, जयपुर–302 003

Telefax: 0141-2325965, Cell: 98290-89555
email: pbdjpr@rediffmail.com
www.pbdbooks.com

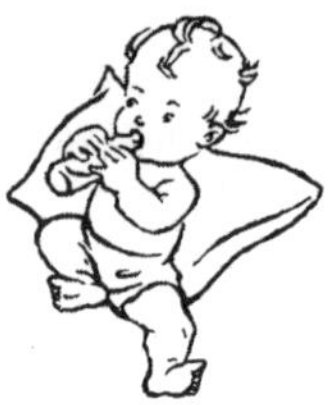

ISBN: 81-86098-21-6
मुद्रक : शीतल प्रेस, जयपुर

इस पुस्तक को प्रकाशित करने में प्रकाशक द्धारा पूर्ण सावधानी रखी गई है। फिर भी रह गई किसी त्रुटि के लिए प्रकाशक एवं लेखक जिम्मेदार नहीं होंगे। यह पुस्तक पाठकों की केवल जानकारी हेतु है। प्राकृतिक उपचार की कोई भी विधि चिकित्सक प्रभारी के निर्देश व देख–रेख में ही करें। किसी भी परिवाद के लिए न्यायिक क्षेत्र जयपुर ही होगा।

भारत सरकार द्वारा चतुर्थ पुरस्कार से सम्मानित पुस्तक 'स्त्री एवं बाल रोग चिकित्सा' का प्रशंसा पत्र

स्पीड पोस्ट

अ.शा.पत्र सं. ई 11018/1/2005-हिन्दी-I

सत्यमेव जयते

NATIONAL RURAL HEALTH MISSION
राष्ट्रीय ग्रामीण स्वास्थ्य मिशन

भारत सरकार
स्वास्थ्य एवं परिवार कल्याण मंत्रालय
निर्माण भवन, नई दिल्ली - 110108
Government of India
Ministry of Health & Family Welfare
Nirman Bhavan, New Delhi - 110108

वेद प्रकाश सिंह
संयुक्त निदेशक (रा.भा.)

दिनांक 9 दिसम्बर, 2010

आदरणीय श्रीमति गुप्ता

आपको सहर्ष सूचित किया जाता है कि स्वास्थ्य और पविार कल्याण मंत्रालय की चिकित्सा ओर जन स्वास्थ्य संबंधी विषयों पर मूल रूप से हिन्दी में लिखित/अनूदित पुस्तकों के लेखकों को पुरस्कार प्रदान करने की वर्ष 2004-05 की योजना के अंतर्गत मूल्यांकन समिति द्वारा आपके द्वारा लिखित पुस्तक **स्त्री एवं बाल रोग चिकित्सा** के लिए **10,000/- रूपए (दस हजार रूपए)** का **चतुर्थ** पुरस्कार प्रदान करने का निर्णय लिया गया है। मैं इस पत्र के साथ बैंक आफ बड़ौदा, निर्माण भवन, नई दिल्ली द्वारा जारी 10,000/- रूपए (दस हजार रूपए) की पुरस्कार राशि चेक संख्या 576045 दिनांक 26.11.2010 द्वारा भेज रहा हूं। प्रशस्ति पत्र बाद में भेज दिया जाएगा।

कृपया पुरस्कार राशि की पावती शीघ्र भेजे।

आपका

(वेद प्रकाश सिंह)

श्रीमती राजकुमारी गुप्ता,
पत्नी श्री हरीशचन्द्र गुप्ता,
चांग गेट के बाहर,
ब्यावर (राजस्थान)

भूमिका

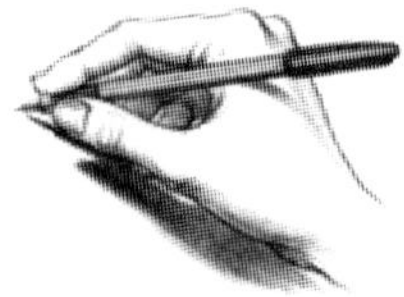

पुरुष और स्त्री के शरीर के अंगों की रचना में प्राकृतिक दृष्टि से ही बड़ी विभिन्नता होती है और यह विभिन्नता प्रमुखत: स्त्रियों के वक्ष:स्थल व कटि–प्रदेश के अधोगामी–पार्श्व अर्थात् वस्ति, नितम्ब, योनि आदि अंगों में विशिष्ट होती है। इस विशिष्ट प्राकृतिक रचना के कारण ही स्त्रियों में अधिकांश रोग उनके वक्ष:स्थल व योनि से सम्बन्धित होते हैं। इसका दूसरा कारण यह भी है कि उसे भावी पीढ़ी के संरक्षण के लिए गर्भधारण, गर्भस्थ शिशु की सुरक्षा तथा प्रसूत शिशु के लालन–पालन के लिए अपना स्तन–पान भी कराना पड़ता है। इन्हीं रोगों की प्रमुखता के कारण इस पुस्तक में स्त्रियों के इन विशिष्ट अंगों से सम्बन्धी रोगों की ही चिकित्सा प्रस्तुत की गई है।

वैसे तो शरीर को 'व्याधि मंदिर' अर्थात् 'रोगों का घर' कहा जाता है और सभ्यता के प्रारम्भ से ही रोग व उनके उपचार की परम्परा का श्रीगणेश हो गया था। परन्तु इस शताब्दी में वैज्ञानिक आविष्कारों ने चिकित्सा क्षेत्र की काया ही पलट कर दी है और रोगों का निदान उसके वैज्ञानिक तकनीकी यंत्रों से किया जाने लगा है तथा शल्यचिकित्सा ने भी अभूतपूर्व व आश्चर्यजनक प्रगति की है। परन्तु हमारा देश एक विकासशील देश है और अभी तक स्वास्थ्य व चिकित्सा सेवायें दूरदराज के गाँवों तक नहीं पहुँच पाई हैं तथा शहरों में कार्य में अधिक व्यस्तता के कारण समयाभाव की समस्या है। इसी कारण अधिकांश लोग चिकित्सा सेवाओं का लाभ उठा पाने में असमर्थ हैं। इन्हीं परिस्थितियों ने प्रस्तुत पुस्तक के लेखन, संकलन व प्रकाशन की प्रेरणा प्रदान की है तथा वांछित उद्देश्य की प्राप्ति के हेतु इसमें चिकित्सा के लिए ऐसी वस्तुओं का ही चुनाव किया गया है जो सरलता से प्रत्येक घर में मिल जाती हैं, जैसे—तुलसी, लौंग, हींग, काली मिर्च, जीरा, चूना, नौसादर, पीपल, नमक आदि और कुछ वस्तुएँ आस–पास के बागों व पंसारियों की दुकानों पर सरलता से उपलब्ध हो जाती हैं।

स्त्री रोगों के साथ–ही–साथ इसमें बालकों व शिशुओं की कोमल प्रकृति को ध्यान में रखकर उनमें होने वाले सामान्य रोगों की चिकित्सा का भी उल्लेख किया गया है ताकि हमारे शिशु स्वस्थ हृस्ट–पुष्ट रहें और हमारी भावी पीढ़ी स्वस्थ व सबल राष्ट्र–निर्माण में सहायक सिद्ध हो सके। स्त्रियों में गर्भ से पूर्व, गर्भधारण अवस्था में व प्रसूति के पश्चात् होने वाले रोगों की चिकित्सा के साथ उसके विभिन्न अंगों की देखभाल का भी निरूपण प्रस्तुत पुस्तक में किया गया है। पुस्तक के दूसरे अध्याय में बाल रोगों की सरल चिकित्सा प्रस्तुत की गई है ताकि माताएँ घर पर ही उनका उपयोग कर अपनी सन्तान को निरोग रख सकें। स्त्रियों के विभिन्न रोगों की चिकित्सा के साथ–ही–साथ इसमें सिरदर्द का उपचार भी दे दिया गया है क्योंकि यह रोग स्त्रियों में बड़ा सामान्य होता है।

श्रीमती सुधा अग्रवाल/श्रीमती स्नेह अग्रवाल की भी मैं आभारी हूँ जिनके बहुमूल्य सुझावों ने मुझको काफी उत्साहित किया है। आशा करती हूँ कि यह पुस्तक माताओं व बहिनों के लिए उपयोगी सिद्ध होगी। अन्त में, मैं पाठकों व चिकित्सा प्रयोगकर्त्ताओं से यह आशा करती हूँ कि वे इस पुस्तक के भावी प्रकाशन के लिए अपनी सम्मतियाँ, अनुभूत चिकित्सा–नुस्खे प्रेषित करने की कृपा अवश्य करेंगे।

—लेखिका

अनुक्रमणिका

स्त्री रोगों की सरल चिकित्सा

बाल रोगों की सरल चिकित्सा

क्र.सं. विषय .... पृ.सं.

स्त्री एवं बाल रोग चिकित्सा

सन्तति-निरोध के लिए

- सहवास से पूर्व नीम के तेल में रुई का फोया भिगोकर जरायुपिण्ड में रखें, इससे शुक्राणु मर जाते हैं, जिससे गर्भ ठहर नहीं पाता।
- मासिक धर्म के पश्चात् जब स्त्री स्नान कर चुके तब एरण्ड के बीज की गिरी छीलकर तीन गिरी निगलने पर तीन वर्ष तक गर्भ नहीं ठहरेगा। जब सन्तान की इच्छा हो तब बीज न खाएँ। एक वर्ष पश्चात् गर्भ धारण की क्षमता उत्पन्न हो जाती है। एक साल तक गर्भ न चाहें तो एक गिरी, दो साल तक गर्भ न चाहें तो दो गिरी और तीन साल तक गर्भ न चाहें तो तीन गिरी एक साथ खाएँ, ऐसा लेख है। **तीन से अधिक गिरी एक साथ कतई न खाएँ।**
- अगर स्त्री रजोधर्म होने के समय में पीपल, बायबिडंग और सुहागा—इन तीनों को बराबर-बराबर लेकर पीस-छानकर रख ले और ऋतुस्नान करके एक-एक माशा चूर्ण गरम दूध के साथ फाँके तो कदापि गर्भ नहीं रहेगा, ऐसा लेख है।
- अगर स्त्री चाहे कि मैं गर्भवती न होऊँ तो उसे माजूफल पानी के साथ महीन पीसकर उसमें रुई भिगोकर उसका गोला-सा बनाकर मैथुन से पहले अपनी योनि में रख लेना चाहिए। इस उपाय से गर्भ नहीं रहता और भोग के बाद अगर गर्भाशय में पीड़ा होती है तो वह भी मिट जाती है।
- रजोधर्म से निपटने के बाद ही लहसुन की दो कलियाँ छीलकर निगल जाएँ तो गर्भाधान नहीं होगा। रजोधर्म से गर्भाशय में बन गया डिम्ब मर जाएगा। यही डिम्ब पुरुष वीर्य के कीट से मिलकर गर्भ की सृष्टि करता है। कच्चे लहसुन की गरमी उसे निष्क्रिय कर देगी।
- चूहे की मैंगनी शहद में मिलाकर योनि में रखने से गर्भ नहीं रहता।
- पाषण भेद, मेहँदी में मिलाकर स्त्री के हाथों पर लगाने से गर्भ नहीं रहता और रजोधर्म होना बन्द हो जाता है।
- जो स्त्री ऋतुकाल में गुड़हल के फूलों को आरनाल नाम की काँजी में पीसकर तीन दिन तक पीती है और 50 ग्राम भर उत्तम पुराना गुड़ सेवन करती है वह हरगिज गर्भवती नहीं होती।
- तालीसपत्र और गेरू—इन दोनों को 25 ग्राम शीतल जल के साथ चार दिन तक पीती रहें तो गर्भ नहीं रहेगा। स्त्री बाँझ हो जाएगी।

- नौसादर और फिटकरी बराबर-बराबर लेकर पानी के साथ पीसकर ऋतु के बाद योनि में रखने से स्त्री बाँझ हो जाती है।
- अगर स्त्री बाँझ होना चाहे तो थूहर की लकड़ी लाकर छाया में सुखा ले। सूखने पर उसे जलाकर राख कर ले और राख को पीस-छान कर रख ले। फिर इसमें से एक ग्राम भर राख लेकर उसमें एक ग्राम भर शक्कर मिला दे और खाए। इस तरह 2-1 दिन इस राख के खाने से गर्भ-धारण की शक्ति मारी जाती है और गर्भ नहीं रहता।
- प्याज का रस शुक्राणुओं को बेअसर कर डालता है।
- सीताफल के बीज पीसकर गुप्तांग में मलने से गर्भ नहीं ठहरेगा। यह शोधक होने की वजह से गर्भाशय की सफाई भी हो जाएगी।
- जो नारी पीपल, बायबिडंग और सुहागा समभाग लेकर और चूर्ण बनाकर ऋतुकाल में तीन दिन तक 6 ग्राम चूर्ण प्रतिदिन जल के साथ सेवन करती है, उसे कदापि गर्भ नहीं रहता।
- हाथी की ताजा लीद का रस 10 ग्राम, शहद 10 ग्राम दोनों को मिलाकर एक सप्ताह तक पिलाने से जीवन भर गर्भ नहीं ठहरेगा। मासिक धर्म से शुद्ध होने के पश्चात् दवा देना आरम्भ करें।
- मासिक धर्म होने के पश्चात् (अर्थात् मासिक आरम्भ होने के पाँचवें दिन से) चमेली की एक कली (चमेली के पुष्प की बिना खिली हुई कली) पानी के साथ निरन्तर तीन दिन तक निगलने से एक वर्ष तक गर्भ नहीं ठहरता।
- मनुष्य के कान का मैल और बाकला 1 दाना—दोनों को पश्मीने के कपड़े में बाँधकर स्त्री जब तक अपने गले में लटकाए रखेगी, तब तक गर्भधारण नहीं होगा।
- सुहागा, गजपीपल, बायबिडंग—ये सभी वस्तुएँ उत्तम और ताजा समभाग लेकर बारीक पीस लें। जिस दिन मासिक धर्म आरम्भ हो उसी दिन से प्रतिदिन प्रातः 6 ग्राम दवा पानी के साथ खिला दें। एक सप्ताह तक खिलाएँ। एक वर्ष तक गर्भ नहीं ठहरेगा।
- मासिक धर्म बन्द होने के बाद तीन दिन तक एक कप तुलसी के पत्तों का काढ़ा सेवन करने से गर्भ नहीं ठहरता, कोई हानिकारक प्रभाव भी नहीं होता।
- हल्दी की गाँठें पीसकर कपड़े से छानकर 6 ग्राम पानी से, फँकी जब तक मासिक धर्म चले, लेते रहने से गर्भ नहीं ठहरता। यह निरापद गर्भ-निरोधक प्रयोग माना जाता है देहातों में।
- मांसिक धर्म के पाँच दिन बाद दो-दो तोला करेले का स्वरस पीने से गर्भ नहीं रहेगा।
- नीम का तेल बिना किसी साइड इफेक्ट के प्रभावशाली तौर पर एक गर्भ-निरोधक का काम करता है। दिल्ली के राष्ट्रीय प्रतिरक्षण संस्थान के वैज्ञानिकों ने नीम के

तेल में से गर्भ-निरोधक इंजेक्शन तैयार किया है। वैज्ञानिकों का कहना है कि लम्बे समय तक लगातार गर्भ-निरोधक के प्रभाव के लिए, महिलाओं के लिए यह इंजेक्शन लाभदायक है। इस इंजेक्शन का प्रभाव तीन महीने तक रहता है। यह इंजेक्शन गर्भ-निरोधक उपायों में सबसे नया व सर्वोत्तम उपाय है।

- पलाश के बीजों की राख हींग में मिलाकर दूध के साथ खाने से गर्भ नहीं रहता।

कमर दर्द

- जायफल पानी में घिसकर तिल के तेल में मिलाकर गरम करें, अच्छी तरह मालिश करें।
- सहजने की फलियाँ लेकर उनका शाक बनाकर खिलाएँ। सहजने के पत्ते को उबाल कर पानी से स्नान कराएँ। निश्चित ही लाभ मिलेगा।
- कमर दर्द हो तो तारपीन के तेल की मालिश करें।
- कपूर को 4 गुने जैतून, नारियल या तिल के तेल या सरसों के तेल में मिलाने से कपूर तेल तैयार हो जाता है। तेल को थोड़ा गरम कर उसमें कपूर का चूर्ण डालकर ढक देने से कपूर उसमें मिल जाता है, इस तेल को चोट लगने पर दर्द, सूजन, मोच में मलने पर लाभ होता है। गर्भावस्था में कमद दर्द पर 10-15 मिनट तक इस तेल की मालिश करने पर लाभ होता है।
- प्रसव के बाद कमर दर्द हो तो, हरड़, आँवला, पिपलामूल, सूखा पोदीना, सोंठ और मेहँदी—प्रत्येक पाँच ग्राम लेकर आधा ग्राम नमक मिलाकर पीसें, इसमें पाँच ग्राम शुद्ध गुग्गल मिलाकर लहसुन के रस में गोलियाँ बना लें। सुबह-शाम पानी के साथ निगल लें।
- लहसुन की पाँच-छह कलियों का रस मट्ठे के साथ लें, कमर दर्द जाता रहेगा।
- दूधी नामक वनस्पति की पत्तियाँ मय डण्ठल के लगभग 25 ग्राम वजन में लेकर, हथेलियों से अच्छी तरह मसल लें या सिल पर रखकर मसलें। इसे मसलते ही व्याधि नष्ट हो जाती है और तुरन्त आराम हो जाता है। दूधी ऐसी वनस्पति है जो गीली जगह में, कुएँ के आसपास, बाग-बगीचे की गीली जमीन में यानी जहाँ भी पानी फैलता व रिसता हो वहाँ खुद-ब-खुद पैदा होती है। इसकी पत्तियाँ, माथे की बिन्दिया जैसी गोल, हरे और कत्थई रंग की होती है, इसके डण्ठल बहुत बारीक होते हैं और यह जमीन पर ही फैली हुई रहती है। इसे तोड़ने पर दूध जैसा सफेद द्रव निकलता है।
- खसखस और मिश्री—दोनों की समान मात्रा लेकर चूर्ण बना लें, इस चूर्ण की प्रतिदिन दस ग्राम मात्रा गरम दूध से लेने से कमर का दर्द दूर हो जाता है।
- प्रसूतावस्था में गुड़ और अजवायन देने से कमर का दर्द मिटता है, गर्भाशय की शुद्धि होती है, रक्त साफ होता है, भूख लगती है तथा वजन बढ़ता है। दर्द एवं

रुक कर आने वाले मासिक धर्म में भी इससे लाभ होता है। रुके हुए रक्त को खुलकर लाने के लिए 6 ग्राम अजवायन का चूर्ण दो बार गरम दूध से दें।

- कमरकस (पंसारी के मिलता है) को लड्डू में मिलाकर प्रसव के बाद महीने भर खाने से कमर में दर्द नहीं रहता।
- मेथी की सब्जी खाने से कमर दर्द में लाभ होता है।
- गेहूँ की रोटी एक ओर से सेंक लें और एक ओर से कच्ची रखें। कच्ची की ओर से तिल का तेल लगाकर कमर में बाँधे, दर्द दूर हो जायेगा।
- कमर दर्द होने पर एरण्ड के बीज की 5 मींगी दूध में पीसकर पिलाने से लाभ होगा।
- कमर दर्द में एक चम्मच अदरक के रस में आधा चम्मच घी मिलाकर पीना चाहिए।
- बादाम के तेल की मालिश करें तो कमर का दर्द जल्दी ही दूर हो जाता है।
- लौंग के तेल की मालिश करें तो कमर दर्द में आराम पहुँचता है।
- कमर दर्द में सौंठ का चूर्ण या अदरक के रस को नारियल तेल में उबालकर मालिश करें।
- बरगद की 4-5 कलियाँ चटनी की तरह पीसकर सुबह नाश्ते में पराठें या ब्रैड के साथ इस चटनी को खायें। कमर दर्द दूर होकर कमर मजबूत हो जायेगी।
- सौंठ को मोटा पीसकर दो कप पानी में उबालकर काढा बना लें, जब आधा कप पानी बचे तब उतारकर ठण्डा कर लें और इसमें दो चम्मच अरण्डी का तेल मिलाकर सोते समय कमर में लगायें, दर्द में आराम मिलेगा।
- खसखस और काली मिर्च समभाग लेकर कूट-पीसकर कपड़े से छान लें। प्रातः व रात को सोने से पूर्व 5-5 ग्राम की मात्रा फाँककर ऊपर से गुनगुना दूध पीने से कमर दर्द में बहुत जल्दी लाभ होता है।
- खुरसानी अजवाइन के चूर्ण को तिल के तेल में मिलाकर मालिश करने से संधिवात, कमर दर्द में लाभ होता है।
- दूध में सौंठ का चूर्ण मिलाकर सुबह-शाम लेने से कटिशूल मिटता है।
- जीरा और शक्कर का पानी नियमित सेवन करने से 15 दिन में ही कमर दर्द और प्रदर सम्बन्धी विकारों में राहत मिलती है।
- अजवाइन को कपड़े की पोटली बनाकर तवे पर गरम करें तथा कमर पर उसका सेंक करें।
- असगन्ध और सोंठ बराबर मात्रा में लेकर चूर्ण बना लें। एक-एक ग्राम दिन में दो बार दूध के साथ लेने से कमर दर्द दूर हो जाता है।
- एक किलो सरसों के तेल में 250 ग्राम लहसुन की कली डालकर तब तक पकायें जब तक लहसुन जल न जायें। इस तेल को छानकर शीशी में रख लें। दिन में दो बार कमर की मालिश करें।

- धतूरे के पत्तों का रस 200 ग्राम, आक के पत्तों का रस 200 ग्राम अरण्ड के पत्तों का रस 200 ग्राम, तिल का तेल एक किलो में अच्छी तरह पकायें फिर छानकर रख लें। अर्द्धगर्म करके कमर की मालिश करें।

कमर पतली करना

- छोटी पीपल का कपड़छान बनाकर 3-3 ग्राम चूर्ण प्रातःकाल मट्ठा (छाछ) के साथ लेने से पेट दब जाता है एवं कमर पतली हो जाती है। बच्चे होने के बाद तो रामबाण है।
- मालती की जड़ को पीसकर मट्ठे के साथ लेने से कुछ दिन में ही प्रसूताओं का पेट एकदम घट कर कमर पतली हो जाती है।
- आँवले एवं हल्दी को पीसकर छाछ के साथ लेने से कमर पतली हो जाती है और पेट घट जाता है।
- मालती की जड़ को पीसकर शहद में मिलाकर छाछ के साथ पीने से पेट छँट जाता है।
- लम्बे समय तक नित्य पपीता खाने से कमर का सौन्दर्य बढ़ता है।

योनि रोग

- जीरा, काला जीरा, पीपल, कलौंजी, सुगन्धित बच, अडूसा, सेंधा नमक, जवाखार और अजवायन। इनको पीस-छानकर चूर्ण कर लें। इसे जरा सेक कर चीनी मिलाकर लड्डू बना लें। इन लड्डुओं को अपनी जठराग्नि के बल माफिक खाने से योनि के सारे रोग नष्ट हो जाते हैं।
- अगर योनि में से मवाद निकलती हो तो नीम के पत्ते प्रभृति शोधन पदार्थों की सेंधा नमक के साथ पीसकर गोली बना लेनी चाहिए। इन गोलियों को रोज योनि में रखने से मवाद निकलना बन्द हो जाता है।
- कर्णिका नामक कफजन्य योनि रोग हो और गर्भाशय के ऊपर माँस बढ़ा हो तो नीम आदि शोधन पदार्थों की बत्ती बनाकर योनि में रखें।
- करेले की जड़ को पीसकर योनि में लेप करने से भीतर को घुसी हुई योनि बाहर निकल आती है।
- अरण्डी के बीज नीम के रस में पीसकर गोलियाँ बना लें। इन गोलियों को योनि में रखने या पानी में पीसकर इनका लेप करने योनि शूल मिट जाता है।

- नयी 'आमा हल्दी' की गाँठ के साथ तुलसी के बीज पीसकर योनि में छिड़कने से सारी योनिभ्रष्टता नष्ट हो जाती है।
- पीपल, काली मिर्च, उड़द, शतावर, कूट और सेंधा नमक—इन सबको महीन पीसकर छान लें। इस छने चूर्ण को सिल पर रखकर पानी के साथ पीसकर अँगूठे के समान बत्तियाँ बना कर छाया में सुखा लें। इन बत्तियों को नित्य योनि में रखने से कफ सम्बन्धी योनि रोग अत्यानन्दा, कणिका, अचरणा और अतिचरणा एवं कफजा योनि रोग निस्सन्देह नष्ट हो जाते हैं और योनि शुद्ध हो जाती है।
- तिल का तेल एक किलो, गौमूत्र एक किलो, दूध दो किलो और गिलोय का बना कल्क 250 ग्राम—इन सबको कड़ाही में चढ़ाकर मन्दाग्नि में पकाएँ। जब तेल मात्र रह जाए तो उतारकर छान लें। इस तेल में रुई का फाहा भिगोकर योनि में रखने से वातजनित योनि पीड़ा शांत हो जाती है। बादी के योनि रोगों में यह तेल उत्तम है। इसका नाम 'गुडूच्यादि तेल' है।
- कड़वे नीम की निबोलियों को नीम के रस में पीसकर योनि में रखने या लेप करने से योनि शूल मिट जाता है। परीक्षित है।
- आँवलों की गुठली, बायविडंग, हल्दी, रसोत और जायफल—इन सबको बराबर-बराबर लेकर और पीस-कूटकर छान लें। पीछे इस चूर्ण को शहद में मिलाकर रोज योनि में भरें। इससे 'योनिकन्द' रोग निश्चय ही नष्ट हो जाता है। पर उसे भरने से पहले हरड़, बहेड़े और आँवले के काढ़े में शहद मिलाकर उससे योनि को सींचना या धोना उचित है, अर्थात् इस काढ़े से योनि को धोकर, पीछे ऊपर का चूर्ण शहद में मिलाकर योनि में भरना चाहिए। काढ़ा नित्य ताजा बनाना चाहिए।
- घी का फाहा अथवा दही का फाहा या शहद का फाहा योनि में रखने से योनि के सभी रोग नष्ट हो जाते हैं पर फाहा बहुत दिनों तक रखना चाहिए। परीक्षित है।
- इन्द्रायण की जड़ और सोंठ इन दोनों को बकरी के घी में पीसकर योनि में लेप करने से योनि का शूल व दर्द शीघ्र ही नष्ट हो जाता है। परीक्षित है।
- बड़ की छाल का गूदा सुखाकर मलीदा चूर्ण कर दें। 5 ग्राम चूर्ण फाँक कर ठण्डा पानी पीएँ। सुबह-शाम सेवन करने से कुछ दिनों में ही सारे योनि दोष मिट जाएँगे।
- आधा किलो लहसुन छील लें। कलियों को तीन दिन कड़ी धूप में सुखा लें फिर बरनी में डालकर शहद में डूबो दें। दो हफ्ते बरनी को धूप में रखें। नित्य एक कली सुबह खाएँ ऊपर से पाव दूध पी लें। सभी तरह के योनि रोग दूर हो जाएँगे।

योनि का संकुचित व चौड़ा होना

- योनि में नारियल के तेल में कपूर मिलाकर लगाने से योनि का प्रसार होता है।
- योनि में गूलर के फूलों को पीसकर लेप करने से योनि चौड़ी हो सकती है।

- यदि योनी में चूहे की मैंगनी को शहद में पीसकर लेप कर दिया जाए और फिर गरम पानी से धो दिया जाए तो योनि फैल जाती है।
- योनि में शहद व घी मिलाकर लेप करने से योनि चौड़ी हो जाती है।
- मैनफल, मुलैठी और कपूर—इन तीनों को बराबर लेकर महीन पीसकर छान लें, फिर इस चूर्ण को स्पंज या महीन मलमल के कपड़े में रखकर स्त्री की भग में रखें। कुछ दिनों में ही स्त्री की ढीली-ढाली और फैली हुई भग खूब सिकुड़कर सख्त हो जाएगी।
- मैनफल, शहद और कपूर—इन सबको पीसकर अँगुली से योनि में लगाने से गिरी हुई भग ठीक होती है। इसकी नसें सीधी होती है और वह सिकुड़ कर तंग भी हो जाती है। परीक्षित है।
- अजवायन का धुआँ प्रसूता के लिए लाभदायक है, स्त्री दोनों पैर फैलाकर खड़ी हो जाए और धुँआ नीचे से आता जाए। ऐसा करने से प्रसूता किसी रोग की शिकार नहीं होती, साथ ही शिशु जन्म के कारण विस्तार कर गई योनि का संकोचन होता है। पेड़ू, कमर आदि प्रसव के कारण खिंच गई, त्वचा पर खरोंचों जैसे निशान नहीं बनते हैं।
- आक की जड़ स्त्री अपने पेशाब में पीस ले। फिर योनि में लेप करके दो घण्टे बाद मैथुन कराए, भग ऐसी हो जाएगी कि लिखा नहीं जा सकता।
- बबूल की छाल, झड़बेरी की छाल, मौलसरी की छाल, कचनार की छाल और अनार की छाल—इन सबको बराबर-बराबर लेकर कुचल लें और एक हाण्डी में अन्दाज का पानी भर कर जोश दें। औटाते समय हाण्डी में सफेद कपड़ा भी डाल दें। जब कपड़े पर रंग चढ़ जाए तो उसे निकाल लें। इस काढ़े से योनि खूब धोएँ। इसके बाद इसी काढ़े में रंगे हुए कपड़े को भग में रख लें। इस तरह करने से योनि सिकुड़ कर कुँवारी कन्या की-सी हो जाती है।
- ढाक की कोपलें या कलियाँ लाकर छाया में सुखा लें। सूखने पर पीसकर छान लें और बराबर की पिसी हुई मिश्री मिलाकर रख दें। इसमें से एक मात्रा चूर्ण रोज सात दिन तक खाएँ। सात दिन बाद साफ मालूम हो जाएगा कि योनि तंग हो गई। अगर कुछ कसर हो तो और भी कई दिन तक खाएँ मात्रा-सवा दो से चार ग्राम तक। अनुपान-शीतल जल।
- ढाक के फल और गूलर के फल—इनको पीसकर तिल्ली के तेल और शहद में मिलाकर योनि पर लेप करने से योनि तंग हो जाती है। यह योग और भी अच्छा है।
- दही से योनि को धोने से योनि सिकुड़ जाती है। गर्भाशय बाहर आना बन्द हो जाता है।
- बबूल की छाल का 50 ग्राम वजन का टुकड़ा आधा लिटर पानी में डाल कर

रात को रख दें। सुबह इसे आग पर रख कर उबालें। जब पानी आधा रह जाए तब उतार कर मसल कर छान लें। स्नान करते समय इस पानी से योनि को अन्दर तक अच्छी तरह से धोएँ। इससे योनि शुद्ध व संकुचित होती है। बबूल की फलियों से चेप निकलता है। एक साफ और मोटा कपड़ा सात बार इस चेप से भिगोकर सुखा लें। इस कपड़े से एक इंच का टुकड़ा काट कर सोते समय योनि में रखने से भी योनि संकुचित होती है। ये दोनों प्रयोग लगातार कुछ दिनों तक करने चाहिएँ। चेप से भिगोए हुए इस कपड़े के जरा-से टुकड़े को दूध या पानी में थोड़ी देर गला कर मसल-छान लें व पी जाएँ। कुछ दिन तक यह प्रयोग करने से स्तम्भनशक्ति में वृद्धि होती है।

- बबूल की कच्ची कलियों का चेप निकाल कर उस चेप को कपड़े पर गाढ़ा-गाढ़ा चिपका कर सुखा लें, जिससे कपड़ा सूखकर मोमजामे की तरह हो जाए। इसी कपड़े में से थोड़ा-सा कपड़ा काटकर योनि में रखने पर गर्भाशय की शिथिलता दूर होती है व योनि संकुचित होती है।
- यौनांग खुल जाने पर यदि फिटकरी के पानी से दो-चार बार गुप्तांग धो लें तो योनि संकुचित हो जाएगी। बच्चे होने के बाद यह प्रयोग किया जा सकता है।
- माजूफल का चूर्ण कपड़े से छानकर एक छोटी पोटली बाँध लें। इसे योनि में प्रात: डालें व सायँ को निकाल दें। वृद्धा की योनि भी नवयौवना की भाँति संकुचित हो जाएगी।
- भांग के बीजों का चूर्ण स्प्रिट में डालकर रख दें। सात दिन बाद छानकर रख लें। इसमें रुई भिगोकर योनि में रखें। दो घण्टे बाद निकालें। योनि बिलकुल षोडशी की भाँति हो जाएगी।
- चूहे की मैंगनी को ठण्डे पानी में घोंटकर योनि में लेप करने से योनि बहुत कड़ी हो जाएगी।
- योनि में यदि गूलर की गोंद शहद में घिसकर लेप कर दी जाए तो योनि संकरी और बहुत कड़ी हो जाती है। फिर गरम पानी से धो दें।
- प्रसव के बाद योनि विकार रहित, संकुचित और पूर्वाकार की हो जाए इसके लिए निम्नलिखित उपाय 10 दिन तक अवश्य करना चाहिए—

  माजूफल का चूर्ण 100 ग्राम, मोचरस का चूर्ण 50 ग्राम और लाल फिटकरी 25 ग्राम—इन सबको कूट-पीसकर मिला कर रखें। पहले 20 ग्राम खड़े मूँग 3 कप पानी में खूब उबालें और बाद में छानकर इस पानी से डूश करें। एक रुई का बड़ा फोहा पानी में गीला कर निचोड़ लें और इस पर ऊपर बताया चूर्ण बुरक कर यह फाहा सोते समय योनि में रखें।
- प्रसव के समय कभी-कभी प्रसूता का गर्भाशय बाहर निकल आता है और योनि ढीली पड़ जाती है। इसके लिए फिटकरी तीन ग्राम, माजूफल एक भाग बारीक

पीसकर लगभग एक चम्मच मात्रा में लेकर मलमल के कपड़े में बाँध कर पोटली बना लें। इस पोटली को रात को सोते समय योनि में रखने से योनी सिकुड़ जाएगी।

- कत्था, हरड़, जायफल, नीम के पत्ते और सुपारी—इनको महीन पीसकर छान लें। पीछे इस चूर्ण को मूँग के यूष में मिलाकर सुखा लें। इस चूर्ण को योनि में डालने से योनि सिकुड़ जाती है और जल का स्राव या पानी-सा आना बन्द हो जाता है।
- रुई के फोहे में फिटकरी लपेट कर पानी में भिगोकर रात को सोते समय योनि में रखें तथा फिटकरी पानी में घोल कर योनि दिन में तीन बार धोएँ। योनि सिकुड़ कर सख्त हो जाएगी। ढीलापन ठीक हो जाएगा।
- गर्भाशय बाहर आने पर फिटकरी तीन भाग, माजूफल एक भाग बारीक पीस कर मिला दें। साफ मलमल के कपड़े में या गौज में इसकी एक चम्मच डालकर पोटली बना लें। इसे रात को सोते समय योनि में रखें। योनि सिकुड़ जाएगी, ढीलापन ठीक हो जाएगा।
- तिल को गुड़ के साथ खाने से तथा तिलों का काढ़ा पीने से गर्भाशय संकुचित होकर पहले वाली अवस्था में आ जाता है। स्त्री-जन्य रोगों में तिल बहुत गुणकारी है।

योनि में जलन व सूजन

- मक्खन को पानी में अच्छी तरह धोकर योनि में लगाने से योनि की जलन बन्द हो जाती है।
- परवल के पत्तों को उबाल कर काढ़ा बनाकर उससे योनि को धोने से योनि की जलन बन्द हो जाती है।
- लाल चन्दन को पानी में उबाल कर उससे योनि धोने से योनि की जलन समाप्त हो जाती है।
- पीपल के फल को पानी में उबाल कर उससे योनि धोने से एवं ड्यूश लगाने से योनि की जलन बन्द हो जाती है।
- गूलर के फलों को उबाल कर उससे योनि में ड्यूश देने से योनि की जलन अविलम्ब बन्द हो जाती है।
- मकोय के पत्ते पीसकर, उबालकर उससे योनि धोने एवं चौलाई का शाक, बिना नमक खाने से योनि की सूजन ठीक हो जाती है।
- बरुणा की छाल 25 ग्राम एक किलो पानी में उबाल कर उससे योनि में ड्यूश देने से एवं इसे पीने से योनि की सूजन दूर हो जाती है।
- पुनर्नवा की जड़ का कपड़छान किया हुआ चूर्ण 12 ग्राम, फिटकरी का चूर्ण 3

ग्राम, अफीम एक ग्राम—इनको पानी में पीसकर बत्ती बना लें। इसे योनि में रखने से योनि की सूजन दूर हो जाती है। योनि में पुनर्नवा (साटी के पत्ते) पीसकर लेप करने से योनि की सूजन दूर हो जाती है।

- सन के बीज पानी में पीसकर योनि में लेप करने से योनि की सूजन नष्ट हो जाती है।
- अगर योनि में दाह या जलन होती हो तो नित्य आँवलों के रस में चीनी मिलाकर पीना चाहिए अथवा कमलिनी की जड़ चावलों के पानी में पीसकर पीनी चाहिए।
- योनि में जलन होने पर आँवले के रस में मिश्री मिलाकर पीएँ। दो-तीन दिन तक पीएँ। जलन निकल जाएगी।
- योनि प्रक्षालन हेतु नीम की पत्तियों का पानी भी प्रभाव रखता है। इस हेतु आधा लीटर पानी लेकर नीम की पत्तियाँ मुट्ठी भर डालें एवं 15-20 मिनट पानी को उबालें। पानी ठण्डा होने पर इस पानी से योनि को प्रतिदिन साफ करते रहें, जब तक कि वांछित परिणाम न प्राप्त हो जाएँ।
- लोध्र चूर्ण 2-3 ग्राम प्रतिदिन खिलाएँ तो श्वेत प्रदर एवं रक्त प्रदर शांत होता है। लोध्र चूर्ण 3 से 6 ग्राम में शर्करा और घी मिलाकर दिन में दो बार सेवन कराएँ।
- शुद्ध बीजबोल, कमलगट्टा, कमल केशर, नागकेशर—प्रत्येक 12 ग्राम, पीपल की लाख 25 ग्राम, प्रवालपिष्टि और छोटी इलायची के बीज प्रत्येक 6 ग्राम तथा कामदुधा रस 3 ग्राम—इन दवाइयों को कूट-पीसकर कपड़छान कर चूर्ण करके उसमें कामदुधा रस एवं प्रवालपिष्टि को मिलाकर खरल करें। 3 से 6 ग्राम चूर्ण मक्खन, घी एवं शक्कर, कच्चे धारोष्ण दूध अथवा ताजा ठण्डे जल से 3-4 बार प्रतिदिन सेवन कराएँ।

योनि की खुजली

- पानी में कच्चा दूध मिलाकर बार-बार योनि धोने से योनि की खुजली दूर होती है।
- नारियल के तेल में कपूर मिलाकर इसमें एक रुई का फाया भिगोकर योनि में रखने से भग कण्डू तुरन्त शान्त हो जाती है।
- माजूफल का चूर्ण बनाकर कपड़े से छान कर रख लें। इस चूर्ण को कपड़े में पोटली बाँधकर योनि में रखने से योनि की खुजली बन्द हो जाती है एवं योनि आकर्षक रूप से तंग हो जाती है।
- झरबेरी की जड़ का काढ़ा बनाकर उससे योनि धोने एवं इसी में रुई बनाकर रखने से योनि कण्डू ठीक हो जाती है एवं योनि भी तंग हो जाती है।
- रेक्टीफाइड स्प्रिट अथवा अच्छी ब्राण्डी 200 मिलीलीटर में 20 ग्राम भांग बारीक पीसकर डाल दें। एक सप्ताह बाद छानकर रख लें। इसमें रुई भिगोकर

योनि में रखने से वृद्धा की योनि भी नवयौवना की भाँति तंग हो जाती है और योनि की खुजली दूर हो जाती है।

- फिटकरी को गरम पानी में घोल कर उससे धोने से योनि की खुजली समाप्त हो जाती है एवं जलन आदि दूर हो जाती है।
- गिलोय, हरड़, आँवला और जमालगोटा—इनका काढ़ा बनाकर उस काढ़े की धार से योनि को धोने से योनि की खुजली दूर होती है।
- आधा कप आँवले के रस में स्वादानुसार चीनी मिलाकर प्रतिदिन पीने से लाभ होता है।
- पिपरमेंट पानी में घोल कर धोने से खुजली में आराम आता है। ठण्डे पानी में कुछ समय बैठे रहने से खुजली में आराम आता है।
- खाने के सोडे को पानी में मिलाकर धोने से योनिद्वार व मलद्वार पर हो रही खुजली दूर हो जाती है।
- योनि में या उसके चारों ओर खुजली होती हो और यह असहनीय हो जाए तथा खुजाने से यह स्थान कट-फट जाए तो अदरक का रस यौनांगों पर लगा देने से खुजली के अतिरिक्त और कई विकारों से रक्षा करेगा। कुछ जलन तो होगी किन्तु स्त्री व लड़की हर समय योनि नहीं खुजलाएगी।
- किसी भी कारण से योनि में पीड़ा होने पर सोंठ का चूर्ण 25 ग्राम खाकर गर्म दूध पीने से पीड़ा दूर हो जाएगी।
- नीम के बीज को पानी में भिगोकर व पीसकर तथा पोटली बनाकर योनि पर रखने से योनि का दर्द समाप्त हो जाता है।

वक्ष–स्तन तथा दूध–वृद्धि

- प्रतिदिन एक बार वक्ष की मालिश अवश्य करें। इसके लिए 2 चम्मच ताजा कच्चे दूध से वक्ष-स्थल पर गोल-गोल मालिश करें। लगभग 15 मिनट तक मालिश करके फिर नल के पानी या हल्के गुनगुने पानी से नहाएँ। नियमित करने से वक्ष में कसाव आएगा।
- स्तनों को सुडौल व पुष्ट करने के लिए दोनों हाथों को सामने गोल-गोल घुमाएँ। इस व्यायाम को नियमित एक महीना करने पर ही रिजल्ट मिलेगा।
- जिस महिला को प्रसूतावस्था में स्तनों में दूध कम आता है उन्हें देशी खाण्ड में भुना हुआ जीरा मिलाकर खाने से शीघ्र व ज्यादा दूध उतरने लगता है।
- लोध्र को पानी में पीसकर गाढ़ा लेप तैयार कर स्तनों पर लगाने से स्तनों की पीड़ा, शिथिलता से ढीलापन आदि दूर होते हैं।
- स्तन-सौंदर्य विकसित करने की इच्छुक स्त्रियों को सिंघाड़े और उससे निर्मित खाद्य पदार्थों का खूब सेवन करना चाहिए।

- फिटकरी पीसकर जैतून के तेल में मिला लें। इसे एक शीशी में भरकर अच्छी तरह से हिलाएँ। फिर इस तेल से सुबह-शाम मालिश करें।
- अनार का छिलका और माजूफल पानी में उबाल लें। फिर इस पानी से स्तन धोएँ। काली गाय के दूध में सफेद मोथा पीसकर स्तनों पर लेप करें। इससे छोटे स्तन बड़े, सुडौल और कठोर हो जाते हैं।
- गंभारी फलों के रस को लेकर उसमें समान मात्रा में तिल्ली का शुद्ध तेल मिलाएँ। दोनों के वजन के बराबर पानी डालकर उसे आग पर चढ़ाकर उबालें। जब सारा पानी सूख जाए और तेल शेष रह जाए तो साफ कपड़े से छानकर शीशी में भर लें। प्रतिदिन दिन में स्तनों पर मालिश कर तेल सुखाएँ तो स्तन लोहे के समान कठोर हो जाते हैं।
- स्त्री के स्तनों पर सरसों के तेल की नित्य मालिश करने से स्तनों में मोटापा एवं उभार आता है।
- स्तन की बीटनी का अगला भाग चूचुक (Nipple) में उभार न हो, कटी हुई या अस्वस्थ हो तो एरण्ड के तेल की मालिश करने से लाभ होता है।
- अश्वगंधा का तेल लें। इससे स्तनों पर गोलाई में हाथ चलाकर मालिश करें।
- थोड़ा-सा शहद लें। उसमें माजूफल घिसें। इसका स्तनों पर लेप करें।
- जैतून का तेल (ऑलिव ऑयल) या बादाम का तेल लें। उसे भैंस के दूध से फेंटें। फिर स्तनों पर मालिश करें। इससे रक्त संचार ठीक तरह होगा। जिससे ढलके हुए स्तन भी कठोर बन जाएँगे।
- अनार के छिलके धूप में सुखा लें। इसे बारीक पीस कर कपड़े से छान लें। इस चूर्ण को सरसों के तेल में डालकर इतना पकाएँ कि चूर्ण जलकर काला हो जाए। फिर इस चूर्ण को सरसों के तेल में घोट-पीसकर मलहम बना लें। इस मलहम से रोज मालिश करें।
- नहाते समय दो अलग-अलग तपेलियों में एक में गरम और एक में ठण्डा पानी रखें। खादी के कपड़े दोनों में भिगोकर रखें। बारी-बारी से खादी के रुमालों को पहले ठण्डा फिर गरम ऐसे स्तनों पर रखें। इससे रक्त संचार बढ़ेगा तथा स्तनों का विकास होगा। रुमाल न हो तो लोटे से 'पहले गरम फिर ठण्डा' ऐसे पानी की धार स्तनों पर बारी-बारी से डालें।
- तिल को अच्छी तरह चबा कर एक चम्मच मात्रा में प्रतिदिन सेवन करने से स्त्रियों के स्तनों में दूध बढ़ता है। इसे पीसकर भी खा सकती हैं। बड़ी जल्दी लाभ होता है।
- सौ ग्राम अनार पंचांग (पत्ते, फूल, फल, छाल और जड़) लें। इसे एक बड़े चम्मच सिरके और एक बड़े चम्मच गुलाब जल में भीगने के लिए रख दें। खूब अच्छी तरह से भीग जाएँ तो आग पर रखकर पकाएँ। एक तिहाई जल रह जाने

पर आधी कटोरी शुद्ध सरसों का तेल लेकर पकाएँ। अच्छी तरह पकने पर सिर्फ तेल शेष रहेगा। इस तेल को छानकर रख लें। एक माह तक स्तनों पर मालिश करें। स्तन कठोर व उभरे होंगे।

- गेहूँ के चोकर को थोड़े-से सिरके में पकाएँ। हल्का गरम ही स्तनों पर लेप दें। सूखने पर कवोष्ण पानी से ही धोएँ और स्तनों पर अंगिया पहन लें। दो-तीन दिन के लेप से सूजन-पीड़ा जाती रहेगी।
- जिन माताओं के स्तन में दूध न आता हो वे पचास-साठ काबुली चने धोकर रात को ढाई सौ ग्राम दूध में भिगो दें। प्रात: दूध अलग कर उबाल लें और छिलके सहित चने चबाकर घूँट-घूँट दूध पीती रहें। चने गुड़ या शहद के साथ भी खा सकती हैं।
- श्रीपरणी (अरणी) की छाल का और उसी के पत्तों के स्वरस के साथ तेल पकाकर एक शीशी में रख लें। इस तेल में कपड़ा भिगो-भिगो कर एक माह तक स्तनों पर बाँधने से स्त्रियों के गिरे स्तन पुष्ट और कठोर हो जाते हैं।
- कमल गट्टों को भिगोकर, सवेरे चाकू से छिलके उतार कर चीर कर अन्दर की हरे रंग की पत्ती निकाल लें। इसको महीन पीसकर दूध या दही के साथ पीने से बुढ़ापे में भी स्तन कठोर हो जाते हैं।
- बच्चा जनने के बाद, पहले ऋतुकाल में चावलों के धोवन के पानी से नस्य लेने से गिरे स्तन, ढीले स्तन भी उठ जाते हैं और कठोर हो जाते हैं। परीक्षित योग है।
- भैंस का लोनी घी, कूट, खरैठी, बच और बड़ी खरैठी—इन सबको पीसकर स्तनों पर लगाने से स्तन कठोर एवं पुष्ट हो जाते हैं।
- गाय का घी, भैंस का घी, काले तिल का तेल, काली निशोथ, बच, सोंठ, गोल मिर्च, पीपल और हल्दी—इन सब दवाओं को पीसकर नस्य लेने से कुछ दिन में ही गिरे स्तन पुष्ट एवं कठोर हो जाते हैं।
- दशाँग लेप पानी में पीसकर लेप करने से स्तनों की सूजन मिट जाती है।
- नीम की पत्ती पीसकर हल्का गरम करके स्तनों पर लगाने से स्तनों की सूजन मिट जाती है।
- चन्दन में नरकचूर डालकर पीसकर लेप करने से स्तनों की सूजन में लाभ मिलता है।
- कलमी शोरा 2 ग्राम, पानी में भिगोकर लेप करने एवं साथ ही हल्का गरम सेक करने से सूजन दूर हो जाती है।
- जच्चा महिलाएँ अरबी की सब्जी खाएँ तो बच्चे को पिलाने के लिए दूध बढ़ जाएगा।
- **असगन्ध, शतावर, कड़वा कूठ,** बालछड़ और बड़ी कटेली का फल—सबको मिलाकर पीसकर (पानी के साथ) लुगदी बना लें। फिर उसे चौगुना दूध एवं

बराबर तिल का तेल डालकर पका लें। जब तेल शेष रह जाए तब उतार कर छान लें। इस तेल को स्तन पर मलने से स्तन कठोर हो जाते हैं।

- किसी कारणवश स्तन पर घाव हो जाए तो नीबू और प्याज मीठे तेल में इतना भूनें कि जल जाएँ। इसमें नीम के पत्तों की राख मिला लें। इनको घोलकर एकज़ान कर लें। घाव पर लेप करके कपड़ा बाँध लें।
- रोज नहाने से पहले बासी मट्ठे की हल्के हाथों से स्तन की मालिश करें।
- स्तन का दूध सूखने लगे और शिशु दुग्धपान न कर पाए तो गौ-दुग्ध में सोंठ उबालकर पीना शुरू कर दें। स्तन लटकने, सूखने या पिलपिलाने लगें तो गौ-घृत की मालिश करें। 15-20 दिन में मालिश से स्तन कठोर हो जाते हैं।
- कुछ माताओं के आवश्यकता से अधिक मात्रा में दूध निकलता है और कपड़े खराब हो जाते हैं या कभी बच्चा मर जाने पर दूध सुखाने की आवश्यकता होती है तब यह अनावश्यक दूध रोकने के लिए निमोली की गिरी पीसकर या नीम के पत्तों को पीस कर स्तनों पर लेप करें। दूध सुखने लगेगा।
- प्रसव के उपरान्त यदि नीम की छाल का उबला हुआ पानी एक सप्ताह तक देते रहें, इससे प्रसूता का स्वास्थ्य बनेगा और स्तनों में दूध भी पौष्टिक बनेगा।
- अंगूर खाने से दूध में वृद्धि होती है, कम दूध वाली स्त्री को यह खाने चाहिए।
- यदि स्तनों में दूध जम गया हो, बाहर न निकलता हो, या कोशिश और दर्द के बाद निकलता हो तो साबुत मूँग तथा साठी के चावल लेकर सिल पर पीस लें (पानी का छींटा देते हुए) इन्हें स्तनों पर लेप करने से दूध का जमाव दूर होता है।
- जिन स्त्रियों के उरोजों (स्तनों) में दूध की कमी हो, बच्चा भूखा रह जाता हो, उन्हें गन्ने की जड़ पीसकर काली गाजरों की काँजी के साथ पिलाने से स्तनों में दूध बढ़ जाता है।
- स्तनों का ढीलापन नियमित चार कली लहसुन खाने से दूर होता है। स्तन उभर कर तन जाते हैं।
- मसूर की दाल को ईख के सिरके में पीसकर पहले कुचाग्रों (चूँचियों) पर और फिर सारे स्तनों पर दस दिन लेप करने से दूध आना कम हो जाएगा।
- नवजात शिशु को माँ का दूध बराबर मिलता रहे तो बच्चे का स्वास्थ्य ठीक रहता है। दूध वृद्धि के लिए नई माँ को गाजर का रस, मूँगफली का दूध, पपीता, अंगूर, अनाज, प्याज, मटर, उड़द की दाल, अंकुरित चने और जीरे का सेवन करते रहना चाहिए।
- चालीस दिनों तक प्रसूता स्वयं अपने हाथों से एरण्ड का तेल स्तनों पर सुबह-शाम मले तो स्तनों में पर्याप्त दूध बढ़ जाएगा।
- स्त्री के स्तन में सूजन हो, जलन हो रही हो, तो पहले तीन मिनट गीली गरम-

मिट्टी का सेक करें और फिर तीन मिनट गीली-ठण्डी मिट्टी का सेक करें। ध्यान रहे मिट्टी अधिक गरम न हो।

- शतावर का चूर्ण 6 ग्राम और चीनी 10 ग्राम—दोनों को गाय के 250 ग्राम गरम दूध में मिलाकर पिलाने से जिन स्त्रियों को दूध कम उतरता हो, उनके दूध की कमी पूरी हो जाती है।
- नित्य कच्ची या भूनी हुई मूँगफली खाने से दूध पिलाने वाली माताओं का दूध बढ़ता है। इससे बच्चों में प्रोटीन की कमी नहीं होगी।
- दूध पिलाने वाली स्त्री के स्तन में गाँठ, फोड़ा हो जाए तो जीरे को पानी में पीसकर स्तन पर लगाने से लाभ होता है।
- 125 ग्राम जीरा घी में सेक कर 125 ग्राम पिसी हुई मिश्री मिला लें। इसका एक चम्मच भर सुबह-शाम दूध में सेवन करें। जिन माताओं को बच्चे को दूध पिलाने में दूध की कमी हो, उनका दूध बढ़ जाता है।
- उड़द की दाल में घी मिलाकर खाने से स्तनों में दूध अधिक आता है।
- भोजन के साथ कच्चे प्याज का सेवन अधिक मात्रा में करने से माताओं का दूध बढ़ता है।
- कच्चा जीरा पीस कर समान मात्रा में गुड़ मिलाकर मटर के दाने के बराबर गोलियाँ बना लें। ये दो-दो गोलियाँ नित्य तीन बार खाकर पानी पीएँ। इससे स्त्रियों का दूध बढ़ेगा, तथा गर्भाशय और योनि की सूजन मिटती है तथा प्रसव के बाद गर्भाशय की शुद्धि होती है।
- स्तन में सूजन, गाँठ हो तो पिसी हुई हल्दी ग्वारपाठे के रस में मिला कर और उसे गरम करके स्तन पर लेप करें। लाभ होगा।
- स्तनों में दर्द हो तो हल्दी की गाँठ को पानी में घिस कर लेप करने से दर्द दूर हो जाएगा।
- स्त्री के स्तनों में दर्द हो, गाँठ-सूजन हो तो लोहे को गरम करके आधा गिलास पानी में डुबोकर बुझाएँ। फिर यह पानी पिलाएँ। इससे स्तनों का दर्द दूर हो जाता है।
- दूध पिलाने वाली माताओं को गाजर का रस पिलाने से दूध बढ़ता है।
- मटर स्त्रियों का दूध बढ़ाता है।
- पाँच ग्राम फिटकरी के साथ पाँच टिकिया कपूर (मुश्क काफूर) और दस ग्राम हरे अखरोट का छिलका (अखरोट का छिलका न हो तो अनार का छिलका ले सकते हैं) पीस लें। इस उबटन को स्तन पर मलें स्तन तना हुआ और सख्त हो जाएगा।
- स्तनों का समुचित विकास नहीं हो रहा है या वे अधिक लटकने लगे हैं तो रात को सोते समय प्याज के रस में शहद और चुटकी भर हल्दी मिलाकर स्तनों पर मलें।

- सोयाबीन के अधिक सेवन से स्तन कैंसर नहीं होता। अत: अपने दैनिक आहार में सोयाबीन के बने पदार्थों का अधिक सेवन करना चाहिए।
- एरण्ड के पत्तों को सिरके में पीसकर स्तनों पर लेप करने से स्तनों का ढीलापन दूर होकर स्तन कठोर हो जाते हैं।
- सीताफल के गूदे को शहद के साथ स्तन पान करने वाली माताओं को देने से दूध पौष्टिक बनता है।
- जीरा, चावल, शतावरी—इन तीनों को समभाग मिलाकर चूर्ण बना लें। 3-3 ग्राम चूर्ण गाय के दूध के साथ कुछ समय तक लेने से माँ के दूध में वृद्धि होती है।
- गर्भवती महिलाओं को एक चुकन्दर का रस, एक कप गाजर का रस, एक कप टमाटर का रस व आधा कप सेब या अंजीर का रस मिलाकर 2 बार देने से उनको आयरन तथा विटामिन ए, डी, सी की कमी नहीं होती।
- खरबूजे के सेवन से दूध पिलाने वाली माताओं का दूध बढ़ता है।
- कभी-कभी किसी स्त्री के स्तनों में दूध आना बन्द हो जाता है और स्तनों की नसें बँधकर उसमें गाँठें पड़ जाती है। आधा सेर अरण्ड के पत्ते लेकर 10 सेर पानी में घण्टे भर उबालकर उस पानी का स्त्री की छाती पर 10-15 मिनट तक धार देने से तथा उसके पश्चात् स्तनों पर अरण्डी के तेल की मालिश कर उबाले हुए पत्तों को बारीक पीसकर उनकी पुल्टिस स्तनों पर बाँध देने से गाँठें बिखर जाती हैं और दूध का प्रवाह पुन: शुरू हो जाता है।
- माता के स्तन से कम दूध उतरने की दशा में केशर को पानी में घिस कर स्तन पर लेप करने से दूध अधिक उतरने लगता है।
- बिदारीकन्द 6 ग्राम, चीनी 6 ग्राम चूर्ण बनाकर अर्ध-गर्म दूध का कमजोर स्त्रियों को प्रयोग कराएँ। इससे शरीर हृष्ट-पुष्ट हो जाता है। छातियों में खूब दूध आता है।
- 250 ग्राम दूध एवं पानी में 20 ग्राम मोटा कटा हुआ शतावर मिलाकर उबालें, जब पानी जल जाए एवं दूध शेष रहे तो उतारकर छान लें। इसमें मिश्री या शक्कर मिलाकर पिलाएँ, चाहें तो इस मात्रा को दिन में दो बार सुबह-शाम भी पिला सकते हैं। स्त्रियों को दूध पिलाने से आई कमजोरी या प्रसव के कारण आई कमजोरी में भी अत्यन्त लाभप्रद है।
- 6 ग्राम अजवाइन का नियमित सेवन करने से मासिक धर्म और श्वेत प्रदर की बीमारियाँ मिट जाती हैं तथा प्रसूति के पश्चात् दूध की मात्रा बढ़ती है।
- मुलेठी चूर्ण 50 ग्राम, शतावर 200 ग्राम कूटकर रखें। प्रतिदिन 20-20 ग्राम यह औषधि पाव भर दूध एवं इतना ही जल मिलाकर उबालें। जब आधा दूध शेष बचे तो छानकर रुचि अनुसार शक्कर मिलाकर पीएँ। सुबह-शाम दोनों समय सेवन करते रहने पर स्तनों में दूध की मात्रा बढ़ती है।

- सौंफ, मधु, शतावरी और बिदारीकंद को समान मात्रा में पीसकर कपड़छान कर चूर्ण बना लें, फिर इस चूर्ण को 2 से 5 ग्राम की मात्रा में दही के साथ सेवन करें। इसके सेवन से प्रसूता के स्तनों में दूध की मात्रा पर्याप्त पैदा होगी। यह प्रयोग अत्यन्त गुणकारी और लाभकारी सिद्ध हुआ है।
- तुलसी रस, शहद, नीम की पत्तियों का रस तीनों 6-6 ग्राम मिलाकर प्रसूता को पिलाएँ। इससे प्रसूता का दूध शुद्ध हो जाता है।
- अगर बच्चे के लिए माँ का दूध पर्याप्त न आए तो तुलसी रस और मकई के पत्तों का रस 10-10 मि.लीटर, असगंध का रस और गूदा पाँच मि.लीटर तथा शहद एक सप्ताह तक प्रसूता को पिलाएँ। इससे दूध शुद्ध होगा तथा दूध की पौष्टिकता बढ़ जाएगी और दूध पर्याप्त उतरने लगेगा।

योनि स्राव : रक्त प्रदर

- मौलसिरी के मूल की छाल का चूर्ण शुक्रमेह, शुक्र तारल्य, योनि स्राव दूर करने तथा कमर के दर्द में हितकारी है।
- हरी दूब को जड़ सहित उखाड़ कर पानी से धोकर कचरा-मिट्टी साफ कर लें। ये दूब आपके लॉन, बगीचे या मैदान की हो सकती है पर गन्दे स्थान नहीं होनी चाहिए। इस दूब (कुशा) को चावल के धोवन (पानी) के साथ सिल पर खूब महीन पीसकर, कपड़े से निचोड़कर इसका रस निकालकर प्रात:काल एक बार पिएँ। इस प्रयोग से रक्तप्रदर का स्राव बन्द हो जाता है। इसे 3-4 दिन ही पीना चाहिए।
- गूलर वृक्ष के साफ किए हुए 5-6 फल या इसी वृक्ष की अन्तरछाल 20-25 ग्राम मात्रा में घोट-पीस कर रस निकाल लें और एक चम्मच शहद मिलाकर सुबह-शाम चाट लें।
- पेट पर ठण्डे पानी से भिगोया हुआ कपड़ा रखने या गीली मिट्टी का लेप करके गीला कपड़ा रखने से तुरन्त लाभ होता है।
- कच्चे केले को छीलकर इसका गूदा दूध में मिलाकर सुबह-शाम 3-4 दिन सेवन करने से लाभ होता है। स्त्रियों के रक्तप्रदर और खूनी बवासीर के रोगियों के रक्तस्राव को रोकने के लिए, उन्हें आम की गुठलियों की गिरी का महीन चूर्ण 2-3 ग्राम मात्रा में जल के साथ सुबह-शाम सेवन करना चाहिए। इसके कोमल पत्तों को पानी के साथ घोट-पीसकर छानकर, थोड़ी शक्कर मिलाकर पीने से भी लाभ होता है।
- जिन्हें अधिक रक्तस्राव होता है, उन्हें 2 ग्राम लोध्र का महीन चूर्ण और 2 ग्राम पिसी मिश्री—दोनों मिलाकर ठण्डे पानी के साथ दिन में तीन बार फाँक लेना चाहिए। इससे गर्भपात की शिथिलता व ढीलापन दूर होता है व रक्तस्राव में रुकावट हो जाती है। इसे आवश्यकतानुसार 4-5 दिन सेवन करना चाहिए।

- लाजवन्ती के पाँचों अंगों को खूब कूट-पीसकर महीन चूर्ण कर लें और सबको मिलाकर छान लें। इस चूर्ण को 1-1 ग्राम मात्रा में दिन में 3-4 बार गाय के घी में मिलाकर चाटने से कैसा भी भयंकर रक्तप्रदर हो, ठीक हो जाता है। यदि गाय का घी न मिल सके तो सादे पानी के साथ ही फाँक लें। चूर्ण की मात्रा 1 ग्राम से ज्यादा न लें वरना उल्टी भी हो सकती है। भोजन में पौष्टिक, सुपाच्य तथा शीतल गुण वाले पदार्थों का ही सेवन करें। तले हुए तेज मिर्च-मसाले वाले, गरम प्रकृति के, लाल मिर्च वाले आदि पदार्थों का सेवन कतई न करें।
- बबूल का गोंद घी में तल कर पीस लें। असली सोना गेरू पीस कर समान मात्रा में मिला लें। इसे 10 ग्राम मात्रा में प्रातःकाल फाँकने से रक्तप्रदर (अधिक मात्रा में रक्तस्राव होना) बन्द हो जाता है।
- मासिक ऋतु-स्राव के पाँच दिनों में मजीठ 'मंजिष्ठा' का महीन पाउडर, आधी छोटी चम्मच भर दिन में 3 बार पानी के साथ फाँक लें। ऐसा प्रतिमास ऋतु-स्राव होते समय 4-5 दिन प्रयोग करें। 3-4 मास के ऋतुस्राव के दिनों में इस प्रयोग को करने से रक्तप्रदर और कष्टार्तव में आराम हो जाएगा।
- मुलैठी का कपड़छन चूर्ण 60 ग्राम, सोना गेरू पिसा हुआ 20 ग्राम—दोनों को मिला लें। बस दवा तैयार है। 4 ग्राम दवा चावल के धोवन के साथ दें। (20 ग्राम चावल को 2 घण्टे तक 250 ग्राम पानी में भीगने दें। तत्पश्चात् इस पानी को काम में लें।) दिन में तीन मात्राएँ 4-4 घण्टे पश्चात् दें। प्रायः तीन मात्राओं में ही रक्त बहना बन्द हो जाता है। सावधानी के तौर पर दवा एक सप्ताह तक प्रयोग कराएँ। भोजन में केवल दूध और चावल ही दें। यह मासिक धर्म की अधिकता, बिना समय के रक्त आना और कई-कई दिन तक आने वाले रक्त को रोकने के लिए जादू का प्रभाव रखती है।
- दूध में केले की खीर बनाकर खाएँ। चावल का धोवन एक कप प्रतिदिन पीएँ। हरी दूब को पानी से धोकर साफ कर लें। इसे सिल पर रख कर थोड़ी शक्कर डाल कर खूब महीन पीसें और ठण्डाई की तरह 1 गिलास पानी में मसल-छान कर दोपहर को भोजन के डेढ़-दो घण्टे बाद दिन में एक बार पिया करें। थोड़ा गुलकन्द रोज खाया करें। उष्णता बढ़ाने वाला आहार-विहार न करें।
- सिंघाड़े की रोटी व हलवा खाने से स्त्रियों का रक्त प्रदर ठीक होता है।
- पके हुए गूलर के फल लाकर सुखा लें। सूखने पर पीस-कूटकर छान लें और फिर उस चूर्ण में बराबर की मिश्री पीसकर मिला लें और किसी बर्तन में मुँह बाँधकर रख लें। यह चूर्ण सुबह-शाम दोनों समय दूध या पानी के साथ फाँकने से रक्त प्रदर में निश्चय ही आराम हो जाता है। परीक्षित है।
- पके हुए केले की फली, दूध में कई बार सानकर लगातार कुछ दिन खाने से योनि से खून आना बन्द हो जाता है। परीक्षित है।

- सिरस के पंचांग का चूर्ण बनाकर शहद मिलाकर नित्य दस ग्राम की मात्रा सुबह-शाम लें। 15-20 दिन में श्वेत प्रदर खत्म हो जाएगा। यदि रक्त प्रदर हो तो शहद के स्थान पर गुड़ मिलाएँ।
- रक्त प्रदर है तो सुबह-शाम बरगद के दूध की 5-5 बूँदें बताशे में सेवन करें। अधिक कष्ट हो तो 2-2 घण्टे से लें।
- सिंघाड़े के आटे की रोटी, हलुआ और उसमें खरबूजे व तरबूजे के बीज डालकर खाने से श्वेत व रक्त प्रदर में लाभ होगा।
- श्वेत प्रदर के साथ रक्त भी आता हो तो एक किलो आँवले के छोटे-छोटे टुकड़े काटकर बरनी में डाल दें। इसमें एक किलो मिश्री और एक किलो आँवलों का रस डालकर दो-तीन दिन धूप में रखें। पक जाने पर एक ग्राम आँवला चूस-चबाकर दूध पी लें।
- लाजवन्ती का 3 ग्राम चूर्ण फाँक कर ऊपर से बताशे का शर्बत पीने से रक्त प्रदर तुरन्त ठीक हो जाता है।
- चूहे की मैंगनी 10 ग्राम, मिश्री 30 ग्राम पीसकर चार मात्रा बना लें। एक-एक मात्रा दिन में चार बार ठण्डे दूध से दें। एक दिन में ही रक्त प्रदर ठीक हो जाएगा।
- नागकेशर का चूर्ण 6-6 ग्राम दिन में तीन बार कच्चे दूध से लेने से रक्त प्रदर बन्द हो जाता है।
- बोल पर्पटी आधा ग्राम दूध से लेने से रक्त प्रदर तुरन्त बन्द हो जाता है।
- ब्राह्मी का चूर्ण 5 ग्राम, कहरवा पिष्टी आधा ग्राम दूध के साथ लेने से तुरन्त ही रक्त प्रदर में लाभ मिलता है।
- पाँच ग्राम सोंठ के साथ पच्चीस ग्राम खून-खराबा पीस लें। घी के साथ दो ग्राम दवा लेते रहें। रक्त प्रदर में लाभ होगा।
- बाँसी की जड़, पत्ते, छाले, फूल और डाली प्रत्येक 120 ग्राम की मात्रा लेकर रात भर एक लीटर पानी में गला दें। सुबह आँच पर रखें। जब पानी 125 ग्राम रह जाए तो उतारकर छान लें। इस पानी को फिर आँच पर रखें, मलहम-सा बनाएँ। इस मलहम में आक की जड़ का पतला भाग 20 ग्राम, 10 ग्राम अफीम, 10 ग्राम कपूर सबको पीसकर मिला लें। 2-3 ग्राम की गोलियाँ बना लें। एक गोली सायं गुनगुने पानी के साथ निगल जाएँ, रक्त प्रदर से मुक्ति मिल जाएगी।
- दस ग्राम आँवले का गूदा, आधा ग्राम जीरा और जरा-सी मिश्री की डली घोट-पीसकर पी जाएँ। रक्त स्राव कम होगा।
- सौ ग्राम फीका दही मथकर दुगुना पानी मिलाएँ और एक-डेढ़ ग्राम फिटकरी घोलकर पी जाएँ। रक्त स्राव रुक जाएगा।
- श्वेत या रक्त प्रदर, मूली और उसके नर्म पत्तों का रस पचास ग्राम मात्रा में सुबह-शाम पिएँ।

- रक्त प्रदर हो तो पीपल की गोंद उतार कर लाएँ, उसमें पचास ग्राम मिश्री डालकर तीन से पचास ग्राम की मात्रा सुबह-शाम ठण्डे पानी के साथ सेवन करें। कुछ समय नियमित लेने से यह रोग चला जाता है, साथ ही मासिक धर्म भी नियमित रूप से आने लगता है।
- गूलर के पत्ते का रस 6 ग्राम प्रतिदिन एक सप्ताह तक पीने से रक्त प्रदर नष्ट हो जाता है।
- किसी महिला की योनि से रक्त निकलता हो, तो केले की जड़ों का रस पिएँ। रक्तस्राव बन्द हो जाएगा।
- अरहर के हरे पत्ते 10 ग्राम लेकर सिल पर, पानी के छींटे दे-देकर पीसिए। 9 बूँदें सरसों का तेल मिलाकर तथा स्वाद-अनुसार चीनी या बूरा खाँड मिलाकर पिएँ।
- अशोक की छाल 50 ग्राम को डेढ़ किलो पानी में डालकर मन्द आँच पर पकाएँ। जब चौथाई पानी रह जाए तब उतारकर छान लें। फिर इसमें समभाग दूध मिलाकर पुन: पकाएँ। जब पकते-पकते दूध मात्र रह जाए तब उतार लें और ठण्डा होने पर आधा दूध प्रात: पिला दें। आधे को सायं पुन: गरम तथा ठण्डा करके पिला दें। प्रदर की अचूक, अमोघ और चमत्कारी दवा है। 5-7 दिन सेवन कराएँ।
- माजूफल, गेरू, लोध्रपठानी—इन तीनों को समभाग में लेकर कूट-पीसकर, कपड़छान कर लें। 3-3 ग्राम दवा प्रात:-सायं दूध के साथ एक-दो सप्ताह खिलाएँ।
- मुलतानी मिट्टी 10 ग्राम रात्रि में 200 ग्राम पानी में भिगो दें। प्रात:-सायं निथरे हुए पानी को छान लें, मिट्टी को छोड़ दें। सोना गेरू का चूर्ण 3 ग्राम फाँक कर ऊपर से यह पानी पिला दें।
- पत्थर के कोयले की राख (राख बिल्कुल सफेद होनी चाहिए) आधा ग्राम को मक्खन, मलाई अथवा शहद के साथ दें। अनुपम दवा है।
- काई (यह जोहड़ों, तालाबों, नालों में पानी के ऊपर होती है।) 100 ग्राम लेकर सुखा लें, फिर बारीक पीस लें। 3 ग्राम दवा ताजा पानी के साथ दें। हर प्रकार के खून को रोकने के लिए पैनिसिलीन से भी अधिक लाभदायक है।
- राई 12 ग्राम लेकर उसे अत्यन्त बारीक पीस लें और इसकी आठ पुड़ियाँ बनाएँ। प्रात:-सायं एक-एक पुड़िया बकरी के दूध से खिलाएँ। इसकी कुछ ही मात्राओं से पुराने-से-पुराना प्रदर नष्ट हो जाता है चाहे वह किसी भी कारण से हो।
- पुराना टाट या गुड़ की बोरी जलाकर राख कर लें, फिर पीस और छानकर सुरक्षित रख लें। प्रात: निराहार 3 ग्राम दवा पानी से खिलाएँ। रक्त प्रदर के लिए एक अद्वितीय योग है।
- असगन्ध नागौरी 30 ग्राम, रॉल सफेद 20 ग्राम, चीनी 60 ग्राम। इन सबको

कूट-पीसकर चूर्ण बना लें। प्रात: 10 ग्राम दवा पानी के साथ दें। इसके प्रयोग से रक्तप्रदर का बहता हुआ दरिया बहुत शीघ्र बन्द हो जाता है।

- अनार के सूखने पर छिलके पीस कर छान लें। इसकी एक चम्मच की फँकी ठण्डे पानी से दो बार लेने से रक्तस्राव बन्द हो जाता है।
- 25 ग्राम अजवायन को रात को मिट्टी के पात्र में 125 ग्राम पानी में भिगो दें। प्रात: ठण्डाई की तरह पीसकर पिलाएँ। इससे रक्तप्रदर ठीक हो जाएगा।
- तुलसी के पत्तों का रस और शहद समान मात्रा में मिलाकर प्रात: और शाम को चाटने से श्वेत व रक्त प्रदर में लाभ होता है। तुलसी के रस में जीरा मिलाकर गाय के दूध के साथ सेवन करें।
- स्त्रियों का अनावश्यक रक्तस्राव तुलसी की जड़ का चूर्ण चौथाई चम्मच को एक पान में रखकर पिलाने से बन्द हो जाता है।
- *श्वेत प्रदर व रक्त प्रदर*—दोनों में चौथाई चम्मच पिसी हुई फिटकरी पानी से या कैप्सूल में नित्य तीन बार लेने से ठीक हो जाते हैं। फिटकरी पानी में मिलाकर मूत्रांग को गहराई तक सुबह-शाम धोएँ, पिचकारी दें।
- समान भाग में पिसी हुई फिटकरी और हल्दी, दुगुनी शक्कर मिलाकर चौथाई चम्मच नित्य तीन बार दूध से फँकी लें। प्रदर में लाभ होगा।
- फिटकरी आधा चम्मच, हल्दी पिसी हुई नौ चम्मच मिलाकर आधा चम्मच दो बार ठण्डे पानी से लें।
- सौ ग्राम चावल एक गिलास पानी में एक घण्टा भिगो कर फिर चावल को मथ कर पानी छानकर पीने से प्रदर ठीक हो जाता है।
- पीपल के पत्तों में आधा चम्मच पानी डालकर कूटें, पीसें फिर लुगदी कपड़े में लेकर निचोड़ें। इस रस की एक चम्मच नित्य दस दिन तक पीएँ। सफेद पानी (प्रदर) गिरना ठीक हो जाएगा।
- आम की गुठली आग में सेक कर सुबह-शाम दो बार खाने से रक्त प्रदर व श्वेत प्रदर में लाभ होता है।
- मुलैठी दस ग्राम और बीस ग्राम चीनी बारीक पीस कर आधा चम्मच सुबह-शाम दूध या पानी से फँकी लें।
- छाया में रखे हुए चमेली के पत्ते चार ग्राम, सफेद फिटकरी 15 ग्राम—दोनों को बारीक पीस लें। इसे दो ग्राम मटर के दाने के बराबर बताशे में भर कर रात को खाएँ और ऊपर से दूध पी लें। इससे रक्त प्रदर व श्वेत प्रदर शीघ्र ही ठीक होगा।
- असली नागेश्वर का चूर्ण तीन-तीन ग्राम दिन में और तीन बार कच्चे पान के रस के साथ या हरे धनिया के साथ लेने से शीघ्र लाभ होगा।
- संगे जराहत और फिटकरी—दोनों को पीसकर भस्म बना लें। आधा ग्राम मात्रा की फँकी ताजा पानी या गाय के दूध के साथ लेती रहें। दिन में तीन बार लेने

से सभी प्रकार का प्रदर रुक जाएगा।

- केला चीरकर उसमें एक ग्राम फिटकरी का चूर्ण भरकर रख लें और दोपहर या रात को खायें। इससे प्रदर पर नियन्त्रण हो जाएगा।
- हरी घास का रस 10 ग्राम सुबह-शाम मिश्री मिलाकर पिलाने से भयंकर रक्त प्रदर शान्त हो जाता है।
- चन्दनादि चूर्ण 6-6 ग्राम अर्क गुलाब के साथ दिन में तीन बार लें, अथवा चूहे की मैंगनी एक ग्राम पीस कर 10 ग्राम चीनी के साथ दिन में एक बार तीन दिन तक लें, लाभ होगा।
- गाजर के रस और बकरी के दूध के दही में बराबर मात्रा में मिलाकर सुबह-शाम पीने से रक्त प्रदर रोग से मुक्ति मिलती है।
- मुलैठी और पठानी लोध्र—दोनों का चूर्ण बराबर वजन में मिला लें। यह चूर्ण 1 चम्मच और 1 चम्मच पिसी हुई मिश्री मिलाकर फाँक लें और ऊपर से चावल का धोवन पी लें। इस प्रयोग से रक्त प्रदर में लाभ होता है।
- असली नाग केशर का चूर्ण 3 ग्राम लेकर दही के साथ सुबह-शाम खिलाते रहें। रक्त प्रदर शान्त हो जाता है।
- पुराने ऊनी कपड़े या ऊन को घड़े में बन्द कर काली राख निर्माण कर चूर्ण बनाएँ। 1 से 3 ग्राम तक दिन में दो बार ठण्डे जल से सेवन कराएँ। इससे रक्त प्रदर शान्त होकर उदर शूल भी शांत हो जाता है।
- अनार का छिलका सूक्ष्म पीसकर और गरम जल में पकाकर वस्त्र की गद्दी भिगोकर योनि के भीतर रखें तो रक्त प्रदर कम हो जाता है।
- अशोक की छाल, माजूफल, पठानी, लोध्र, नाग केशर, चौलाई की जड़ समान भाग में लेकर चूर्ण बना लें। 5 ग्राम चूर्ण में 250 मि.ग्रा. शुभ्रा भस्म मिलाकर चावल की धोवन के जल से रोगी को खिला दें। गरम मसाले, तेल, भारी भोजन व गरम चीज, वजन उठाना न करें। चारपाई का सिरहाना नीचे व पाँव के पाए के नीचे ईंट लगाकर ऊपर कर दें तो शीघ्र रक्त स्राव रुक जाता है।
- श्वेत प्रदर या रक्त प्रदर की बीमारी में जामुन की छाल को पानी में अच्छी तरह उबालकर बनाया हुआ काढ़ा कुछ दिन नियमित रूप से सेवन करने से चमत्कारिक परिणाम मिलते हैं।
- गाजर का रस सौ ग्राम की मात्रा में कुछ दिनों तक पीने से स्त्रियों का रक्त प्रदर बहुत जल्दी नष्ट होता है।
- जामुन की गुठली का चूर्ण चावलों के पानी (मांड) के साथ देने से रक्त प्रदर की रोगिणी को लाभ मिलता है। मींगी के चूर्ण में कमलगट्टे की गिरी का चूर्ण मिलाकर रखें। इसे प्रतिदिन सवेरे-शाम तीन मास तक गाय के दूध के साथ लेने से सब प्रकार के प्रदर रोगों में लाभ मिलता है।

- हरी दूब के ताजा रस में सफेद चन्दन का चूर्ण तथा मिश्री मिलाकर दिन में दो बार पीने से रक्त प्रदर में लाभ होगा।
- 10 ग्राम ताजी जामुन की हरी छाल पानी में घोंट कर सुबह-शाम मासिक धर्म के 3 दिन पूर्व से मासिक काल तक पिएँ।
- मासिक धर्म में बहुत ज्यादा रक्त जा रहा है तो छोटे चूल्हे पर मिट्टी की हांडी में आक के हरे पत्ते डालकर रख दें। धुआँ निकलने पर स्त्री खड़ी होकर वह धुआँ योनि पर लगने दें। पाँच-सात मिनट का धुआँ पर्याप्त है। रक्त की अधिकता रुक जाएगी। खाने में गरम पदार्थ न दें।
- पाँच ग्राम मेथी तीन सौ ग्राम दूध में पाँच-सात मिनट उबाल लें। ठण्डा होने पर छानकर मिश्री मिलाकर पिला दें। एक ही खुराक में रक्त प्रदर थम जाएगा।
- चार चम्मच कदली रस (केले का रस) में एक ग्राम कच्ची फिटकरी घोलकर पी जाएँ। एक ही सप्ताह में पूर्ण रूप से स्वस्थ हो जाएँगी।
- मुलैठी 20 ग्राम, मिश्री 20 ग्राम—दोनों को महीन पीसकर चावल के पानी के साथ लेने से प्रदर रोग में फायदा होता है।
- आँवले के बीज 6 ग्राम पानी में भिगोकर महीन पीस लें। 20 ग्राम मिश्री, इलायची छोटी पिसी हुई 1 ग्राम, बंसलोचन पिसा हुआ 1 ग्राम मिलाकर प्रातः व सायं प्रतिदिन सेवन करें रक्त प्रदर में आशातीत राहत मिलती है।
- 30 ग्राम अशोक छाल को 500 सौ ग्राम दूध में पकाएँ। आधा रहने पर 100 ग्राम मिश्री मिलाकर पीने से रक्त प्रदर में फायदा होता है।
- मासिक स्राव में अत्यधिक रक्त निकलता हो तो असगंध का चूर्ण और बूरा (खाण्ड) समान मात्रा में मिलाकर 2 चम्मच नित्य प्रातः ठण्डे पानी से फँकी एक महीना लें।
- 5 ग्राम सोंठ के साथ 25 ग्राम खून-खराबा पीस लें। घी के साथ 2 ग्राम दवा लेते रहें। रक्त प्रदर में लाभ होगा।
- मासिक धर्म में रक्तस्राव न रुके तो बरगद की नर्म कोपलें 20 ग्राम लेकर 100 ग्राम जल में घोंट लें, मिश्री भी घोल लें। सुबह-शाम दो बार पीएँ। स्राव न रुकने पर सुबह फिर पीएँ। लाभ होगा।
- कतीरा व मिश्री बराबर मात्रा में पीस लें। दो चम्मच सुबह-शाम कच्चे या ठण्डे दूध से फँकी लेने से मासिक धर्म से ज्यादा खून आता हो तो कम हो जाएगा।
- अनार के सूखे छिलकों को पीसकर छान लें। ठण्डे पानी से लें। मासिक में अतिरिक्त रक्तस्राव बन्द हो जाएगा।
- तुलसी के ताजे पत्तों का रस तालमिश्री के साथ रक्तप्रदर में दें।
- तुलसी की 5 पत्तियाँ, अनार के कोमल पत्ते 10 और 5 गोल मिर्च—इनको एक साथ पीसकर सुबह-शाम खाली पेट पानी के साथ तीन माह तक लें। रक्त प्रदर, अधिक मात्रा में रक्तस्राव, अधिक दिनों तक रक्तस्राव आदि में लाभप्रद है।

श्वेत–प्रदर (ल्यूकोरिया)

- फिटकरी को एक मग गुनगुने पानी में डालकर अपने गुप्तांग को दिन में 2-3 बार धोने से श्वेत प्रदर में लाभ होता है।
- रतालू और शकरकन्द को पीसकर चूर्ण बना लें। दस ग्राम चूर्ण में शहद मिलाएँ और चाटते रहें।
- चौलाई की जड़ का काढ़ा दिन में दो बार पीएँ। गुप्तांग को फिटकरी के पानी से धोएँ।
- पीलवान के पत्ते 10 ग्राम और मिश्री 20 ग्राम को दिन में 2 बार घोट, छानकर 7 दिन तक पीएँ। तेल, खटाई व गुड़ का परहेज रखें। प्रदर रोग अवश्य मिट जाएगा।
- ईसबगोल की भूसी, 10 ग्राम, चूनिया गोंद 3 ग्राम, शक्कर 20 ग्राम, 20 ग्राम घी। इनको मिलाकर प्रतिदिन 7 रोज तक खाएँ तो प्रदर रोग अच्छा होगा।
- खैरी गोंद 20 ग्राम को 100 ग्राम दूध में मिलाकर प्रतिदिन लें तो प्रदर रोग दूर होगा।
- कतीला गोंद 10 ग्राम, धाव का गोंद 10 ग्राम, मसतंगी 6 ग्राम, चूनिया गोंद 6 ग्राम, सिंघाड़े 20 ग्राम, सालम 6 ग्राम, सफेद मूसली 20 ग्राम, शक्कर 50 ग्राम, घी 50 ग्राम, गोखरू 10 ग्राम, ताल मखाना 10 ग्राम—इन सबको पीस एवं मिलाकर प्रतिदिन 20 ग्राम सुबह-शाम को लें तो प्रदर बन्द हो जाएगा।
- माजूफल 2 ग्राम, चूनिया गोंद 5 ग्राम, शक्कर के हलवे में प्रतिदिन लें तो प्रदर बन्द होगा।
- सकूर 2 ग्राम और मिश्री 5 ग्राम को दिन में 2 बार पानी के साथ लें तो प्रदर बन्द होगा।
- ताल मखाना 10 ग्राम और शक्कर 10 ग्राम को पानी के साथ फँकी लें तो प्रदर मिट जाएगा।
- सोनागेरू 10 ग्राम, सिंघाड़ा 20 ग्राम और मिश्री 20 ग्राम की 9 मात्रा कर प्रतिदिन 3 बार पानी के साथ लें।
- फिटकरी का फूला 2 ग्राम, सोनागेरू 5 ग्राम और मिश्री 10 ग्राम को दिन में 3 बार लें।
- मुलैठी 10 ग्राम को दूध में मिलाकर प्रतिदिन 7 दिन तक सेवन करें।
- कत्था 2 ग्राम, रसौंत 2 ग्राम, धाव के फूल 2 ग्राम, पाखाणबेध 2 ग्राम, नागकेसर 2 ग्राम, मिश्री 15 ग्राम, बबूल का गोंद 2 ग्राम—इनको पीस व मिलाकर प्रतिदिन पानी के साथ 3 ग्राम की फँकी दिन में 3 बार लें।
- चिकनी सुपारी 80 ग्राम, लोध्र 80 ग्राम, मजीठ 40 ग्राम, सालम 40 ग्राम,

चूनिया गोंद 80 ग्राम, इसबगोल की भूसी 80 ग्राम, चूड़ी का पत्थर (संगजराहत) 40 ग्राम, नागकेसर 20 ग्राम, माजूफल 20 ग्राम, धाव का गोंद, 200 ग्राम, सिंघाड़ा 200 ग्राम शक्कर एक किलो, घी एक किलो। सिंघाड़े के आटे को घी में सेंक लें और गोंद का फूला कर लें। फिर सब दवाइयों को कूट-कपड़छान कर मिला लें। प्रतिदिन 80 ग्राम दिन में 3 बार में लें तो प्रदर रोग मिटेगा।

- इलायची छोटी, नागकेसर और असली बंसलोचन—ये तीनों चीजें 100-100 ग्राम, मिश्री 300 ग्राम चारों को अलग-अलग कूट-पीसकर कपड़छान करके मिला लें। इसे 10-10 ग्राम सुबह-शाम मलाई में मिलाकर चाट लें और ऊपर से मीठा गरम दूध पी लें। इस प्रयोग से वर्षों पुराना श्वेत प्रदर भी ठीक हो जाता है। लाभ न होने तक सेवन करें।
- सेमल के फूलों का शाक घी में घोलकर सेंधा नमक डालकर खाने से प्रदर मिट जाता है।
- पके हुए गूलर के बीज निकाल लें और थोड़े जल के साथ इन्हें पीस लें। इससे रस बन जाएगा। एक चम्मच रस में थोड़ा शहद मिलाकर रोगी को सुबह-शाम देने से श्वेत प्रदर में लाभ होता है।
- जामुन की अंतर छाल को छाया में सुखाकर उसका महीन पाउडर बना लें और प्रातः 5-6 माशे की मात्रा में दूध के साथ सेवन करें। प्रतिदिन दो बार और लगातार एक महीने तक सेवन करें। यदि दूध बकरी का हो तो और भी अधिक लाभदायक होगा। दोनों प्रकार के प्रदर नष्ट होते हैं।
- 10 ग्राम फिटकरी तवे पर भून लें, इसके तीस भाग कर लें। सुबह-शाम एक-एक खुराक पानी के साथ लें।
- चन्द्रप्रभावटी की एक-एक गोली सुबह-दोपहर दूध के साथ सेवन करें।
- अश्वगंधारिष्ट दो चम्मच पानी में मिलाकर खाना खाने के दस मिनट बाद पीएँ।
- 2 तोले अश्वगन्धा को लेकर पीस लें तथा तीन सौ ग्राम पानी में डालकर पकाएँ। जब पानी पकते-पकते आधा रह जाए तो उतार कर बोतल में भर लें और इसमें 2 ग्राम बराबर शहद मिलाकर सुबह-शाम लें।
- अशोकारिष्ट 25 ग्राम, पानी 25 ग्राम मिलाकर सुबह-शाम सेवन करें। उपर्युक्त उपचारों से आप बिना किसी से कहे स्वयं अपनी चिकित्सा कर सकती हैं। इस बीच सम्भोग, अश्लील साहित्य, फिल्मों आदि से बचें।
- कच्चा केला तथा कत्था बराबर लेकर सुखाकर चूर्ण बनाकर गाय के दूध में महिलाओं को देने से रक्त तथा श्वेत प्रदर दूर हो जाते हैं।
- कीकर की हरी फली लेकर छाया में सुखा लो फिर इन्हें पीसकर रख लो। इसका तीन माशा चूर्ण दही की लस्सी के साथ प्रातःकाल रोजाना सेवन करने से प्रदर में फायदा होता है।

- खजूर के बीजों के चूर्ण को घी में सेंक कर पीस लें। इसमें गोपीचन्दन मिलाकर इसका सेवन करने से प्रदर रोग शान्त होता है।
- 100 ग्राम जामुन का छिलका लेकर छाया में सुखाकर महीन पीस लें, फिर उसमें बराबर की मिश्री मिलाकर 5-5 ग्राम दिन में दो बार लें। इस प्रकार ल्यूकोरिया ठीक होगा।
- हल्दी का चूर्ण चीनी के साथ लेने से प्रदर में लाभ होता है।
- जामुन के फल की गुठली की गिरी का चूर्ण चावल के धोए पानी के साथ देने से प्रदर में अतिलाभ होता है।
- कथीरिया गोंद 10 ग्राम रात को एक कप पानी में भिगो दें, सवेरे इसमें 10 ग्राम पिसी मिश्री मिलाकर पिएँ। पित्त व गर्मी से होने वाले प्रदर रोग में निश्चित ही आराम होता है। लाभ न होने तक सेवन करें।
- कपास की जड़ का टुकड़ा चावल के मांड के साथ पीसकर छान लें। एक कप सुबह पीने से कफजन्य प्रदर में लाभ होता है।
- केला खाकर ऊपर से दूध में शहद मिलाकर पीएँ। नियमित रूप से कुछ समय तक ऐसा करने से श्वेत प्रदर से मुक्ति मिलेगी।
- कच्चे केले को सुखाकर चूर्ण बना लीजिए, उसमें समान मात्रा में गुड़ मिलाकर 1-1 चम्मच दिन में तीन बार कुछ दिन तक लीजिए। इससे रोग में आराम मिलेगा।
- कच्ची ताजा भिण्डी प्रात:काल खाने से दोनों प्रकार के प्रदर रोगों में लाभ होता है।
- कैर को जला व पीसकर 10 ग्राम में 10 ग्राम मिश्री मिलाकर पानी के साथ लें तो नातर प्रदर अवश्य मिटेगा।
- बकरी के बाल जलाकर राख कर लें फिर उसकी राख 5 ग्राम, मिश्री 5 ग्राम, इलायची नग 4 और बंसलोचन 1/4 ग्राम मिलाकर दिन में 3 बार लें तो नातर प्रदर अवश्य मिटेगा।
- हजारे के पत्ते 5 ग्राम और मिश्री 20 ग्राम को घोट ठण्डाई कर पिलाएँ।
- हजारे का 1 फूल प्रतिदिन दही के साथ मिलाकर लें।
- गौंदी के पत्ते 10 ग्राम और मिश्री 20 ग्राम को घोंटकर पानी के साथ लें।
- मेठ 40 ग्राम को पाव भर पानी में भिगो दें। उसके निथरे पानी में मिश्री 40 ग्राम मिलाकर लें।
- पान में गहरा कत्था लगाकर 3-4 बार खाएँ। प्रदर बन्द हो जाएगा।
- भूने चने 10 ग्राम, सोनागेरू 2 ग्राम, चूड़ी का पत्थर 2 ग्राम और मिश्री 10 ग्राम को ठण्डे पानी के साथ फँकी लें। नातर प्रदर बन्द होगा।
- सालम 20 ग्राम, मसतंगी 20 ग्राम, कहरवा 20 ग्राम, सोरंजान 40 ग्राम,

सकाकुल 20 ग्राम, तोदरी सुर्ख 20 ग्राम, चूनिया गोंद 20 ग्राम, बंसलोचन 20 ग्राम, इलायची 20 ग्राम, नागकेसर 20 ग्राम, धाव के फूल 20 ग्राम, माजूफल 20 ग्राम सुबह तथा 20 ग्राम शाम को लें तो नातर प्रदर बन्द हो जाएगा।

- सोनागेरू 3 ग्राम, और चूड़ी का पत्थर 3 ग्राम की पानी के साथ फँकी लें।
- राल 2 ग्राम, रसौंत 1 ग्राम, कत्था 1 ग्राम, और मिश्री 6 ग्राम को मिलाकर पानी के साथ फँकी लें।
- गूलर का फूल 5 ग्राम और मिश्री 5 ग्राम की पानी के साथ फँकी लें।
- अनार के फूल 10 ग्राम और मिश्री 10 ग्राम को पानी में पीसकर लें।
- दूब 10 ग्राम, और अनार के फूल 10 ग्राम में बताशे मिलाकर पीएँ।
- मेहँदी 10 ग्राम को पानी में भिगो दें। उसके निथरे पानी में बताशे मिलाकर पीएँ।
- बील के पत्ते 10 ग्राम को पीसकर बताशा मिलाकर पीएँ।
- गधे की सूखी 4 मैंगनी को मिट्टी के कुल्हड़ में पाव पानी भरकर रात को भिगो दें। सुबह उसका निथरा पानी लें तथा 40 ग्राम मिश्री मिलाकर 7 रोज तक पिलाएँ तो नातर प्रदर, पीलिया व बच्चा गिर जाना अवश्य बन्द होगा। रोगी को कहें नहीं।
- चूनिया गोंद 3 ग्राम और शक्कर 3 ग्राम की पानी के साथ फँकी लें।
- मजीठ 40 ग्राम और शक्कर 80 ग्राम को घी 40 ग्राम में मिलाकर 7 दिन में लें।
- सेंटलमिडी की प्रतिदिन 2-2 गोली तीनों वक्त लें तो नातर प्रदर अवश्य बन्द होगा।
- रसौंत 1 ग्राम की 100 ग्राम कच्चे गौ के दूध के साथ दोनों वक्त फँकी लें तो प्रदर मिट जाएगा।
- बबूल के पत्ते, छाल, फूल, गोंद समान भाग में लेकर, पीसकर सवेरे पानी से लेने से श्वेत प्रदर में लाभ करता है।
- बबूल की फली, गोंद, छाल इनको बराबर लेकर पीसकर चूर्ण बना लें फिर 2-2 ग्राम दिन में तीन बार दूध या पानी से लें। यह श्वेत प्रदर व कमर दर्द में भी लाभ करता है।
- प्रदरान्तक रस की 2-2 गोली (1-1 रत्ती वाली) सुबह-शाम दूध या जपा (गुड़हल) के फूल को पाव भर पानी में रात भर गला कर, सुबह मसल-छान कर, इसमें 1 चम्मच पिसी हुई मिश्री डालकर, इस पानी के साथ सेवन करना चाहिए।
- अन्जबार (पंसारी की दुकान पर मिल जाता है) लेकर कूटकर कपड़छान कर चूर्ण बनाकर बराबर की चीनी मिलाकर साफ शीशी में भरकर रखें। प्रतिदिन प्रातः-सायं 2-2 माशे की मात्रा में पानी से सेवन करें। 15 दिनों के निरन्तर सेवन से ही लाभ हो जाएगा।

- ककड़ी के छिले बीज, जीरा सफेद, कमल की पंखुड़ी तीनों 6-6 ग्राम लें एवं इनमें 30 ग्राम मिश्री मिलाकर बारीक पीस लें। इसे प्रातः-सायं गाय के दूध के साथ सेवन करें। 15 दिनों में ही आशातीत लाभ होगा।
- अडूसे का रस, गिलोय का रस एवं शहद 10-10 ग्राम मिलाकर प्रातः-सायं 21 दिन तक सेवन करें। सभी प्रकार के प्रदर रोग में लाभप्रद है।
- मुलैठी, समुद्रशोष, मिश्री एवं बबूल की सेंगरी समभाग में लें एवं सभी को कूट-पीसकर चूर्ण बना लें। प्रातः-सायं 6-6 ग्राम गाय के दूध के साथ सेवन करने से श्वेत प्रदर ठीक होता है, परीक्षित योग है।
- नागकेशर 50 ग्राम, मुलैठी 30 ग्राम, मिश्री 100 ग्राम एवं राल 20 ग्राम लें। सभी को कूट-पीसकर कपड़छान कर चूर्ण बना लें। 10 ग्राम प्रातः-सायं चावल के माँड एवं शहद के साथ सेवन करें। ऊपर से अशोकारिष्ट पिलाएँ, लाभप्रद है।
- माजूफल, धायपुष्प एवं फिटकरी—तीनों 10-10 ग्राम लें एवं इन्हें कूट कर आधा किलो पानी में उबाल लें। जब पानी एक-चौथाई शेष रह जाए तो उतारकर छान लें। सहन करने योग्य पानी लेकर योनि में पिचकारी दें, लाभ होगा। इसे गर्भावस्था में प्रयोग में नहीं लाएँ।
- असगन्ध, विधारा एवं पठानी लोध्र—तीनों 50-50 ग्राम लें एवं कूट-पीसकर कपड़छान कर चूर्ण बना लें। प्रातः-सायं 6 ग्राम की मात्रा में गाय के दूध के साथ नियमित एक माह तक सेवन करें। परीक्षित योग है।
- अशोक की छाल 125 ग्राम, मिश्री 60 ग्राम गेरू एवं संगजराहत 25-25 ग्राम लेकर सभी को कूट-पीसकर कपड़छान कर चूर्ण बना लें। नियमित रूप से प्रातः-सायं 3-3 ग्राम चूर्ण जल के साथ सेवन करें। श्वेत प्रदर में लाभप्रद है ही साथ ही मासिक धर्म सम्बन्धी सभी अनियमितताओं में भी लाभप्रद है।
- सफेद राल एवं समुद्रशोष के बीज 10-10 ग्राम लें, मिश्री 20 ग्राम लेकर कपड़छान कर चूर्ण बना लें। इस चूर्ण की 8 खुराक बना लें एवं प्रातः-सायं दूध से सेवन करें।
- ल्यूकोरिया में बेलगिरी, रसौत और नागकेशर समान मात्रा में कूट-पीस कर लें। पाँच ग्राम चूर्ण, चावल के मांड के साथ दिन में दो या तीन बार दें।
- चावल का मांड (धोवन का पानी) बहुत लाभदायक होता है, इसे पीने से पुरुषों को शारीरिक शक्ति प्राप्त होती है, स्त्रियों को श्वेत प्रदर रोग में लाभ होता है, दुधारू पशुओं का दूध बढ़ता है और फल वाले पौधों के फलों में वृद्धि होती है।
- महिलाओं में पाया जाने वाला एक अत्यन्त कष्टप्रद रोग श्वेतप्रदर है, इसमें अश्वगंधा चूर्ण 2 ग्राम, शुद्ध बंसलोचन आधा ग्राम मिलाकर, प्रातः-सायं दुग्ध के साथ लगातार सेवन से लाभ मिलता है।

- प्रदर में कचनार की पत्तियों को उबालकर दही के रायते के साथ खाने से स्त्रियों का श्वेत प्रदर ठीक हो जाएगा।
- भुने हुए चने और पिसी मिश्री सम मात्रा में पीस कर 10 ग्राम मात्रा में सुबह-शाम दूध के साथ लेने से श्वेत प्रदर रोग मिटता है।
- इमली के चिए (बीज) लगभग 8 घण्टा पानी में भिगाए रखें, फिर इन्हें पानी से निकालकर सुखाएँ, तथा इनका छिलका दूर कर दें। इसे सुखाकर इसकी 250 ग्राम मात्रा को कूट-पीसकर चूर्ण बना लें। इतनी ही मात्रा में मिश्री मिलाकर, इस मिश्रण को साफ-सूखी शीशी में भरकर रख लें। इस चूर्ण की 5-5 ग्राम मात्रा दूध के साथ 15 दिन तक लें। रोग दूर हो जाएगा, यदि आवश्यक हो, तो अधिक दिन तक लेते रहें।
- माजूफल, बड़ी इलायची के दाने समभाग में लेकर कूट-पीस कर महीन चूर्ण बना लें। इस चूर्ण के बराबर वजन में पिसी मिश्री लेकर चूर्ण में मिला लें। सुबह व रात को सोते समय 1 कप गुनगुने गरम दूध या गुनगुने गरम पानी के साथ यह चूर्ण 1-1 चम्मच मात्रा में 21 दिन तक सेवन करने से सब व्याधियाँ नष्ट हो जाती हैं।
- महिलाओं में श्वेत प्रदर (ल्यूकोरिया) की शिकायत हो तो छाछ और चावल का मांड कुछ दिन तक लगातार सवेरे-शाम पीती रहें, इस दौरान सहवास नहीं करें। कुछ दिन के प्रयोग से अवश्य लाभ होगा।
- 6 ग्राम सोंठ को 240 ग्राम पानी में उबालें, जब पानी 84 ग्राम रह जाए, तो छान लें, छने द्रव्य को पिएँ, इस प्रकार 21 दिन के प्रयोग से भूरा, सफेद, पीले रंग का पानी गिरने के अतिरिक्त यह साधारण औषधि कमर दुखने, कमजोरी, चेहरे की निस्तेजता को दूर कर शरीर में उत्साह, स्फूर्ति तथा चेहरे पर ओज लाएगी। यह साधारण-सा प्रयोग आपके स्वास्थ्य को सुधारने में अत्यन्त लाभ प्रदान करेगा।
- बबूल की छाल का काढ़ा बनाकर 1-1 कप सुबह-शाम पीने से और इसी काढ़े में चावल बराबर पिसी फिटकरी डालकर डूश (Vaginal douche) करने से योनि मार्ग स्वच्छ, शुद्ध और निरोग रहता है, योनि संकुचित और सशक्त पेशियों वाली होती है। इन दोनों नुस्खों के सेवन से श्वेत प्रदर रोग ठीक होता है।
- नीम की छाल के रस में सफेद जीरा मिलाकर पीएँ या नीम के तेल में दूध मिलाकर पीने से श्वेत प्रदर जाता रहेगा।
- श्वेत प्रदर हो तो रोगिणी को पीपल के पत्तों को तोड़कर जो दूध निकलेगा वह दस ग्यारह बूँदें बताशे में डालकर खिला दें।
- चावल की धोवन जामुन का रस मिलाकर पीने से प्रदर में लाभ होगा।
- पका हुआ केला और आँवलों का स्वरस लेकर इन दोनों में देसी शक्कर मिला दें। इस नुस्खे के कुछ दिन बराबर सेवन करने से प्रदर रोग में निश्चय ही आराम हो जाता है। परीक्षित है।

- केले के पत्ते खूब महीन पीसकर दूध में खीर बनाकर दो-तीन दिन खाने से प्रदर रोग में लाभ होता है। परीक्षित है।
- सफेद चन्दन 12 ग्राम, खस 12 ग्राम और कमलगट्टा की गिरी 12 ग्राम—तीनों दवाओं को 500 ग्राम चावलों के धोवन में खूब महीन घोट छानकर पीने से योनि द्वार से खून आना बन्द हो जाता है। इस पर पथ्य केवल दूध, भात और मिश्री है। परीक्षित है।
- सवेरे-शाम पाँच-पाँच नग ताजा गुलाब के फूल तीन-तीन ग्राम मिश्री के साथ खाएँ, ऊपर से गाय का दूध पिएँ। चौदह दिन में इस नुस्खे के सेवन करने से अवश्य ही लाभ होगा। इससे प्रदर रोग, लाल पेशाब, धातु विकार, मूत्राशय का दाह, पित्त विकार और दस्त की कब्जियत इन सब में आराम हो जाता है।
- शतावर का रस शहद में मिलाकर पीने से पित्तज प्रदर में आराम हो जाता है। परीक्षित है।
- कड़वे नीम की छाल के रस में सफेद जीरा डालकर, सात दिन पीने से प्रदर रोग नष्ट हो जाता है। परीक्षित है।
- छुहारों की गुठलियों को निकालकर कूट-पीस लें। फिर उस चूर्ण को घी में तल लें। उसी में गोपी चन्दन पीसकर मिला दें। इसके खाने से प्रदर रोग में आराम हो जाता है।
- खिरनी के पत्ते और कैथ के पत्ते पीसकर घी में तल लें और खाएँ। इस योग से प्रदर रोग में आराम हो जाता है।
- नीम का तेल गाय के दूध में मिलाकर पीने से प्रदर रोग में आराम हो जाता है।
- आक के फूलों को कूट-पीसकर आधा लीटर रस निकाल लें। ढाई सौ ग्राम आक का दूध एक किलो देशी घी में पकाएँ। धीमी आँच पर जल का भाग जला दें। रात को सोते समय पीएँ। प्रदर में लाभ होगा।
- भिण्डी की सूखी जड़ का चूर्ण 5-5 ग्राम दूध व मिश्री के साथ लेने से श्वेत प्रदर में लाभ मिलता है।
- पठानी लोध्र का चूर्ण 6 ग्राम शहद के साथ चाटने और ऊपर से दूध पीना लाभदायक है।
- दारूहल्दी का चूर्ण 6 ग्राम शहद में मिलाकर लेने से ऊपर गाय की छाछ पीने से श्वेत प्रदर दूर होता है।
- दारूहल्दी, वेलगिरी तथा रसौत—तीनों समान भाग में लेकर 3-3 ग्राम शहद के साथ लेने से शीघ्र लाभ मिलता है।
- किशमिश 10 ग्राम तथा भुने चने की दाल 10 ग्राम प्रतिदिन सुबह-शाम खाने से श्वेत प्रदर समाप्त हो जाता है। एक सप्ताह तक खाएँ।
- खूब पका हुआ केला एक-एक सुबह-शाम गाय के घी के साथ 15 दिन तक

खाएँ। नीम का पानी उबाल कर उससे योनि को धोएँ। लाभ होगा।

- माजूफल 60 ग्राम लेकर बारीक पीस लें। 3-3 ग्राम दवा दिन में दो बार पानी के साथ दें। गुणकारी है।
- बड़ी इलायची के दाने और माजूफल—दोनों समभाग में लेकर कूट-पीस कर कपड़े से छान लें। फिर दोनों के बराबर मिश्री कूट कर मिला लें। 2-2 ग्राम दवा सुबह-शाम ताजा पानी के साथ दें। परीक्षित है।
- सफेद सुरमा 8 ग्राम, अशोक की छाल 20 ग्राम, मिश्री 20 ग्राम—इन सभी को पीसकर 3-3 ग्राम सुबह-शाम गाय के दूध के साथ सेवन करने से मट्ठे की भाँति बहने वाला श्वेत प्रदर भी ठीक हो जाता है।
- अगर योनि में बदबू आती हो अथवा वह लिबलिबी हो तो बच, अड़ूसा, कड़वे परवल के फल, प्रियंगू और नीम—इनके चूर्ण को योनि में रखें। साथ ही अमलताश आदि के काढ़े से योनि को धोएँ। पहले धोकर पीछे चूर्ण रखें।
- इलायची, धाय के फूल, जामुन, मजीठ, लाजवन्ती, मोचरस और राल—इन सबको पीस छान कर रख लें। इस चूर्ण को योनि में रखने से योनि की दुर्गन्ध, लिबलिबापन तथा तर रहना आदि विकार नष्ट हो जाते हैं।
- हल्दी पीसकर दस ग्राम मात्रा को सौ ग्राम पानी में उबालें, ठण्डा होने पर दिन में तीन बार यौनांग को इस पानी से धोएँ। इसके साथ ही सूर्योदय से पहले बताशे में बरगद के दूध की आठ-दस बूँदें रोज निगलें। श्वेत प्रदर में रक्त के धब्बे लगे हों, हल्दी के रस को पीने से रक्त स्राव रुक जाएगा।
- श्वेत प्रदर सुखाने के लिए समुद्र शोष और सोंठ में सालम मिश्री मिलाकर पीस-छान लें। तीन ग्राम चूर्ण शहद में चाटें और चावलों की धोवन पिलाएँ।
- सफेद प्रदर में तुलसी रस में शहद मिलाकर चाटें।
- तुलसी रस 12 ग्राम में जीरे का चूर्ण 3 ग्राम मिलाकर गाय के दूध के साथ सेवन करने से श्वेत प्रदर से मुक्ति मिल जाती है।
- प्याज, अदरक और ग्वार पाठे के रस में शहद मिलाकर शीशी में भर लें। शीशी धूप में पकने रख दें। दो-तीन दिन बाद सुबह-शाम एक-एक चम्मच पीना शुरू कर दें। श्वेत प्रदर में लाभ होगा।
- मसूर की दाल पीसकर उसका चूरमा बना लें। इसमें मेवा भी डाल दें। इसके खाने से पन्द्रह-बीस दिन में श्वेत प्रदर से मुक्ति मिल जाएगी।
- दस ग्राम बेल की गिरी, दस ग्राम रसौत, नागकेशर पीस छानकर भर लें। चावल के माँड के साथ पाँच ग्राम चूर्ण दिन में यो दो या तीन बार लें। श्वेत व रक्त प्रदर ठीक हो जाएगा।
- अनार के ताजा पत्ते 20 ग्राम, काली मिर्च 2 ग्राम, पानी 100 ग्राम—तीनों को कूँडी में खूब पीस लें। छानकर इसे बोतल में भरकर रख लें। प्रतिदिन सवेरे-

शाम प्रदर की रोगिणी को पिलाएँ। (विदित हो कि श्वेत प्रदर वह रोग है, जिसमें रोगिणी की योनि से सफेद लेस-सी निकला करती है।)

- अनार के जड़ की छाल 500 ग्राम तथा पानी 4 लीटर लें। अनार की जड़ की छाल मोटी-मोटी (छरड़ा) कूटकर पानी में डालकर काढ़ा पकावें। जब पानी का चौथा हिस्सा बाकी रहे, तो उस पानी में फिटकरी डालकर योनि में डूश दीजिए। फिर साफ, बारीक, मुलायम सूती कपड़े के टुकड़े को उस पानी में भिगोकर प्रतिदिन योनि में रखें। इससे कुछ दिनों में ही श्वेत प्रदर में आराम होता है।
- आम के तने की छाल 1 किलोग्राम लेकर 5 किलोग्राम पानी में उबालकर क्वाथ (काढ़ा) बनाइए। चीनी डालकर दिन में चार बार पीने से प्रदर रोग दूर होता है।
- बेलगिरी 10 ग्राम, नागकेशर 10 ग्राम, रसौंत 10 ग्राम—इन सबका बारीक चूर्ण कर लें। 5 ग्राम चूर्ण रोगिणी को चावल के धोवन से या माँड के साथ खिलाएँ। इससे रक्त-प्रदर (खूनी प्रदर) तथा श्वेत-प्रदर (बादी प्रदर) दूर हो जाएगा।
- भूने हुए चने पीसकर खाँड मिलाकर खाने और 1 प्याला गरम दूध में 1 छोटा चम्मच देशी घी मिलाकर पीने से स्त्रियों का श्वेत प्रदर (योनि से सफेद लेसदार तरल निकलने का रोग) दूर होता है।
- अरहर के हरे पत्ते 10 ग्राम लेकर सिल पर पानी का छींटा देकर पीसें। 6 बूँदें गो-घृत मिलाकर पी जाएँ।
- श्वेत प्रदर, स्तन में दूध की कमी होने पर जीरा भून कर चीनी के साथ दें।
- तीन ग्राम पिसा हुआ (चूर्ण) आँवला, 6 ग्राम शहद या मिश्री में मिलाकर नित्य एक बार 30 दिन लेने से श्वेत प्रदर में लाभ होता है। परहेज खटाई का रखें।
- बीस ग्राम आँवले का रस शहद में मिलाकर एक माह लगातार पीने से श्वेत प्रदर में लाभ होता है।
- 100 ग्राम कुलथी एक किलो पानी में उबाल कर छान कर इसका पानी पीने से श्वेत प्रदर में लाभ होता है।
- *श्वेत प्रदर व रक्त प्रदर*—ये दोनों चौथाई चम्मच पिसी हुई फिटकरी पानी से नित्य तीन बार फंकी लेने से ठीक हो जाते हैं। फिटकरी पानी में मिलाकर मूत्रांग को गहराई तक सुबह-शाम धोएँ, पिचकारी दें।
- भिण्डी की सूखी जड़ 100 ग्राम, पिण्डालू सूखा 100 ग्राम—दोनों को कूट-पीसकर कपड़छान कर लें। 6-6 ग्राम चूर्ण प्रातः-सायं 340 ग्राम गाय के दूध में 10 ग्राम मिश्री मिलाकर अथवा मिश्री मिले हुए पानी के साथ 20 दिन तक खिलाएँ। श्वेत प्रदर की अनुभूत औषधि है। इससे सोमरोग भी निश्चय ही ठीक हो जाता है।
- जलजमनी (सिलौंटा, छिरेंटा, पातालगारूड़ी, छिलहिण्ट, फरीदबूटी) की पत्तियों को पीसकर 6-6 ग्राम की तीन गोलियाँ बना लें। आधा किलो मट्ठे में नमक

और जीरा मिलाकर प्रात: दोपहर और रात्रि में तीनों गोलियाँ खिला दें, एक ही दिन के प्रयोग से श्वेत प्रदर ठीक हो जाता है। 3-3 ग्राम चूर्ण दूध के साथ प्रात:-सायं लेने से भी श्वेतप्रदर अतिशीघ्र बन्द हो जाता है।

- शिवलिंगी के बीज का चूर्ण 2 ग्राम प्रतिदिन दूध के साथ सेवन करने से, गर्भाशय सम्बन्धी समस्त रोग समाप्त हो जाते हैं।
- भिंडी की जड़, सूखा पिंडारू, सूखे आँवले और बिदारीकन्द—ये सब 50-50 ग्राम, उड़द का चूर्ण 25 ग्राम और मुलैठी 25 ग्राम लाकर पीसकर कूट कर छान लें। इस चूर्ण की मात्रा 6 ग्राम की है। एक मात्रा मुँह में रखकर ऊपर से मिश्री मिला गाय का दूध पीने से सोमरोग अवश्य नष्ट हो जाता है। दवा सवेरे-शाम दोनों समय लेनी चाहिए। परीक्षित है। केले की पकी फली, आँवलों का स्वरस, शहद और मिश्री—इन सबको मिलाकर खाने से सोमरोग और मूत्रातिसार अवश्य नष्ट हो जाते हैं। उड़द का आटा, मुलैठी, बिदारीकन्द, शहद और मिश्री—इन सबको मिलाकर सवेरे ही दूध के साथ सेवन करने से सोमरोग नष्ट हो जाता है।
- अगर सोमरोग में पीड़ा हो और पेशाब के साथ सोमधातु बारम्बार निकलती हो, तो ताजा शराब में इलायची और तेजपात का चूर्ण मिलाकर पीना चाहिए अति लाभदायक योग है।
- बरगद की दस-ग्यारह कोंपले तोड़ें और छाँव में सुखाकर पीसकर कपड़े से छान लें। पाँच ग्राम इस चूर्ण में मिश्री, खाँड या बताशा थोड़ा-सा मिलाकर फाँक लें। फिर हल्का गरम दूध पी लें। सुबह-शाम एक माह तक सेवन करें।
- गूलर की छाल के काढ़े, त्रिफला के पानी और फूले हुए सुहागे के पानी को मिलाकर जननेन्द्रियों को धोएँ। असगन्ध, सिंघाड़ा और लोध्र को समान मात्रा में मिलाकर उसका चूर्ण बनाएँ और सुबह तथा रात को दूध के साथ 1-1 छोटा चम्मच लें।
- सितोपलादि चूर्ण तीन ग्राम, सत गिलोय एक ग्राम, प्रवाल भस्म आधा ग्राम—इन तीनों को 6 ग्राम शहद में मिलाकर चाटने और ऊपर से गाय का 250 ग्राम धारोष्ण या ओटाया हुआ दूध मिश्री मिलाकर पीने से श्वेत प्रदर, ज्वर, अरुचि, जलन, कमजोरी आदि शिकायतें दूर हो जाती हैं। सवेरे-शाम सेवन करने से बहुत ज्यादा लाभ मिलता है।
- चौलाई की जड़ और रसौत समभाग चावलों के पानी के साथ पीसकर उसमें शहद मिलाकर पीने से सारे प्रदर रोग अवश्य नष्ट हो जाते हैं। परीक्षित है।
- अशोक की छाल का चूर्ण 6-6 ग्राम बकरी के दूध के साथ लेने से रोग में आराम मिलता है।
- कनेर की छाल का चूर्ण 1/3 ग्राम शहद में मिलाकर चाटने से मूत्रातिसार में आराम मिलता है।

- नाग केशर का चूर्ण 6 ग्राम दूध के साथ सुबह-सायं लेना लाभप्रद है। चन्द्रप्रभावटी 2-2 गोली दिन में तीन बार लेने से सोमरोग नष्ट हो जाता है।
- सफेद चन्दन का चूर्ण बनाकर 5-5 ग्राम चूर्ण चावल के धोवन के साथ देने से शीघ्र लाभ होता है।
- पचास ग्राम जंगली चौलाई की जड़, ढाई सौ ग्राम पानी में उबालें। दिन में दो बार इस पानी को पिएँ और गुप्तांग फिटकरी से धोएँ तो श्वेत प्रदर में लाभ होगा।
- केले की पक्की फली, बिदारीकन्द और शतावर—इन सबको एकत्र कर दूध के साथ सवेरे पीने से सोमरोग नष्ट हो जाता है।
- मुलैठी, आँवला, शहद और दूध—इन सबको मिलाकर सेवन करने से सोमरोग नष्ट हो जाता है।
- 6 ग्राम नागकेशर को मट्ठे (छाछ) में पीसकर तीन दिन तक पीने और मट्ठे (छाछ) के साथ भात खाने से श्वेत प्रदर और सोमरोग में आराम हो जाएगा।
- शतावर का चूर्ण फाँक कर ऊपर से दूध पीने से सोमरोग चला जाता है। आँवले के बीजों को जल में पीसकर उसमें शहद और चीनी मिलाकर पीने से तीन दिन में ही श्वेत प्रदर और मूत्रातिसार नष्ट हो जाते हैं।
- सूखा आँवला 50 ग्राम, मिश्री 50 ग्राम कूट-पीसकर 50 ग्राम शहद में मिलाकर दिन में 3 बार 10-10 ग्राम लेने से प्रदर रोग में फायदा होता है।
- श्वेत प्रदर हो तो पीपल के पत्तों को तोड़ने पर जो दूध निकलेगा उसकी 10-11 बूँदें बताशे में डालकर खिलाएँ।
- प्रदर रोग में 2-2 चम्मच तुलसी का रस चावल के मांड में मिलाकर सेवन करना चाहिए। सात दिनों में प्रदर रोग दूर होगा। दवा खाने तक दूध-भात या भात खाना होगा।
- प्रदर में अंजीर का रस शहद के साथ मिलाकर लेना उपयोगी होता है।
- अशोक की छाल के साथ वटांकुर और आम की छाल बराबर मात्रा में मिलाकर काढ़ा बना लें और उसमें शहद मिलाकर पीने से श्वेत प्रदर में शान्ति मिलती है।
- मौलसिरी के ताजा फूल 10 ग्राम लें। इसमें 3 ग्राम शक्कर और 3 गिरी बादाम मिलाकर सुबह-शाम तीन दिन दें। ऊपर से गुनगुना दूध पिलाएँ। प्रदर रोग व शुष्क प्रमेह रोगों में लाभप्रद है।
- तुलसी के पत्ते व सिंघाड़े को घी में सेंक कर किसी बर्तन में जमा लें। सुबह-शाम 2-3 टुकड़े खाने से श्वेत प्रदर में लाभ होता है। रोगिणी परहेज से रहे, शुद्ध विचार तथा कामोत्तेजक पदार्थों का सेवन न करे।
- मासिक धर्म रुकने पर तुलसी के बीजों को जल में भिगोकर मसल व छान लें और मिश्री मिलाकर पीएँ। प्रदर रोग दूर हो जाएगा।

- काले और सफेद तिलों को पानी में भिगो दें, छानकर उस पानी को सुबह-शाम पीने से प्रदर रोग में फायदा होता है।
- अशोक की छाल को कूट-पीसकर काढ़ा बनाकर दूध में पकाकर ठण्डा करके प्रात:काल पीने से श्वेत प्रदर रोग दूर हो जाता है।
- आँवला के बीजों को पीसकर शुद्ध मिश्री मिलाकर पानी में पीने से तीन दिन में श्वेत प्रदर व प्रमेह दूर होता है।
- चावल के मांड में प्याज (भुना हुआ) मिलाकर सेवन करने से प्रदर रोग में लाभ होता है।
- जामुन के वृक्ष की छाल का काढ़ा शहद के साथ दिन में 2 बार एक सप्ताह तक श्वेत प्रदर में लेने से फायदा होता है।
- आँवले के चूर्ण का नियमित सेवन करने से स्त्रियों के श्वेत प्रदर और रक्त प्रदर में काफी फायदा होता है।
- हल्दी के लड्डू खाने से श्वेत प्रदर में लाभ होता है।
- नागकेशर पीसकर आधा गिलास छाछ में एक चम्मच मिलाकर नित्य एक बार पिएँ। श्वेत प्रदर बन्द हो जाएगा।
- श्वेत प्रदर में फालसे का शर्बत लाभदायक है।
- टमाटर का सेवन श्वेत प्रदर में लाभदायक है।
- डोडा इलायची और माजूफल समान मात्रा में पीसकर, दोनों के बराबर मिश्री मिला लें। चौथाई चम्मच ठण्डे पानी से सुबह-शाम दो बार नित्य फँकी लेने से सफेद पानी गिरना जल्दी ही बन्द हो जाता है।
- जामुन की 250 ग्राम गुठली पीसकर चूर्ण बना लें। 3 ग्राम चूर्ण 6 ग्राम शक्कर मिलाकर पानी के साथ 16 दिन लेने से प्रदर रोग में फायदा होता है।
- पिसी हुई सफेद मूसली 10 ग्राम, गुलाब के शर्बत के साथ प्रतिदिन दो बार लेने से प्रदर के बहने में फायदा होता है।
- अनारदाना 10 ग्राम, कत्था सफेद 10 ग्राम, मुलेठी 10 ग्राम, काले तिल 10 ग्राम—इन सबको कूट-छान कर चार पुड़ियाँ बना लें। प्रतिदिन एक पुड़िया ताजे पानी से लेने से प्रदर रोग में राहत मिलती है।
- दारु हल्दी, रसौत, चिरायता, अडूसा, नागरमोथा, रक्त चन्दन, आक के फूल—प्रत्येक 25 ग्राम कूट-पीसकर सात सौ गि.ली. पानी में उबालें। आधा रह जाए तो छानकर रख दें। उसमें 100 ग्राम शहद मिलाकर दिन में दो बार 50 ग्राम लेने से लाल, पीला, सफेद सभी प्रकार के प्रदर रोग में राहत मिलती है।
- गिलोय के 2-3 टुकड़े और 2-3 टुकड़े शतावर के, मोटा कूटकर 2 कप पानी डालकर काढ़ा बनायें। आधा कप बचे तब उतार लें। आधा सुबह आधा शाम को पीएँ। लगातार कुछ दिनों तक सेवन करने से स्त्रियों का श्वेत प्रदर रोग ठीक हो जाता है।

मासिक धर्म में दर्द

- मासिक धर्म के समय दो-दो गोली रज:प्रवर्तनी वटी गरम पानी से दिन में तीन बार लेने से दर्द में आराम मिलता है। मासिक धर्म साफ व खुलकर आता है।
- लाल कमल की जड़, जाल कपास की जड़, जमीकन्द, मौलश्री की जड़ को लेकर कपड़े से छान कर चूर्ण कर लें। चावल के पानी के साथ 6-6 ग्राम प्रातः-सायं लेने से मासिक धर्म के सभी प्रकार के दर्द दूर हो जाते हैं।
- पुष्यानुग चूर्ण 6-6 ग्राम शहद में मिकर दो बार चाटने से सभी तरह के कष्टार्तव व प्रदर में लाभ मिलता है।
- मासिक धर्म के समय गाजर के बीज का काढ़ा बनाकर पीने से मासिक धर्म खुलकर आता है एवं दर्द बन्द हो जाता है।
- कुश का चूर्ण 25 ग्राम, हीराबोल का चूर्ण 25 ग्राम, जदवीर का चूर्ण 25 ग्राम, जुंदवेदस्तर 12 ग्राम मिलाकर गोली बना लें। ठण्डे पानी के साथ दिन में तीन बार लेने से आर्तवकालीन वेदना समाप्त हो जाती है एवं आर्तव समय पर आता है।
- कुश की जड़ जल में पीसकर पीने से आर्तव समय की सभी वेदनाएँ समाप्त हो जाती हैं और आर्तव समय पर तथा खुलकर आता है।
- फरघत 12-12 ग्राम गरम दूध में डालकर पीने से आर्तव सम्बन्धी सभी कष्ट दूर हो जाते हैं।
- कई कुमारियों को मासिक स्राव (माहवारी) के समय बहुत पीड़ा होती है। जब तक माहवारी खुल कर न जाए, दर्द होता रहता है। सोया, गाजर, मेथी और मूली के बीजों का चूर्ण समभाग में 3-3 ग्राम प्रातः-दोपहर तथा सायं देने से रुका मासिक खुल जाता है, पीड़ा दूर हो जाती है।
- इन्द्रायण की जड़ का चूर्ण पानी में पीसकर छोटी अँगुली के बराबर बत्ती बना लें और छाया में सुखाकर रख लें। इस बत्ती को गर्भाशय के मुख पर रखने से बन्द मासिक खुल जाता है। गर्भवती को भूलकर भी उपयोग नहीं करना चाहिए।
- तीन ग्राम हींग, दस-दस ग्राम काली मिर्च, सोंठ, पीपल, भारंगी कूट-पीसकर छान लें। पचास ग्राम काले तिल भूनकर दस ग्राम ब्राह्मी बूटी के साथ गाढ़ा बना लें। माहवारी शुरू होने के दस दिन पहले 3 से 5 ग्राम दिन तक काढ़ा रोज पिएँ। जब तक मासिक धर्म में कमर दर्द रहे। यह विधि अपनाएँ कभी मासिक धर्म में कमर दर्द नहीं होगा।
- मासिक धर्म यदि कष्टपूर्वक हो तो अजवायन, मेथी और अशोक की छाल का काढ़ा पीने से लाभ होता है।
- यदि मासिक धर्म के दिनों में दर्द होता हो, दर्द जाँघों में हो तो मासिक धर्म के दिनों में नित्य नीम के पत्तों का रस 6 ग्राम, अदरक का रस 12 ग्राम, इतने ही पानी में मिलाकर पीएँ। दर्द में तुरन्त आराम होगा।

- जिन अविवाहिताओं के मासिक धर्म में दर्द व रूक -रूककर मासिक धर्म होता है उन्हें सोंठ और पुराने गुड़ का 10-10 ग्राम काढ़ा पीने से लाभ होता है। मासिक धर्म आने के 15 दिन पहले से ही लें। परहेज शीतल पेय तथा खट्टी चीजों का रखें। परीक्षित है।
- मूली के बीजों को पीसकर 4-4 ग्राम सुबह, दोपहर, शाम—तीन बार गरम पानी से फँकी लेने से मासिक-धर्म खुलकर आता है, दर्द ठीक हो जाता है।
- मासिक-धर्म में दर्द हो तो हींग का सेवन लाभ देता है।
- गुड़ और अजवाइन घी में हलवे की तरह बना कर खाने से दर्द एवं रुक कर आने वाला मासिक-धर्म ठीक हो जाता है।
- काले तिल और गुड़ मिलाकर पानी में उबालकर छान लें। ठण्डा होने पर नित्य पीएँ। कुछ दिन पीते रहने से बन्द हुआ मासिक स्राव आरम्भ हो जाएगा।
- ठण्डी हवा या पानी में काम करने से मासिक धर्म नहीं आ रहा हो तो दो-दो ग्राम नमक गरम पानी से दिन में तीन बार लें। मासिक धर्म आने लगेगा।
- रुके हुए मासिक धर्म को खुलकर लाने के लिए 6 ग्राम अजवाइन का चूर्ण दो बार गरम दूध से लें।
- मासिक-धर्म रुकने पर तुलसी के बीज एक चम्मच, एक गिलास पानी में उबाल कर आधा पानी रहने पर पीने से मासिक-धर्म आने लगता है।
- 50 नीम की कोपलों को एक गिलास पानी में उबालें। आधा पानी रहने पर छान कर पिलाने से मासिक धर्म चालू हो जाता है।
- कष्टप्रद मासिक धर्म के साथ राख, मिट्टी खाने की आदत हो तो आम की गुठली कच्ची या सेक कर खाने से मिट्टी खाने की इच्छा समाप्त हो जाती है।
- पका हुआ केला और शहद मिलाकर खाने से मिट्टी खाने की इच्छा समाप्त हो जाती है।
- मासिक धर्म में रुकावट हो तो बरगद की जटा, मैथे और कलौंजी, सोए तीन ग्राम की मात्रा में लेकर जौ-कूट कर लें और आधा किलो पानी में डालकर आग पर चढ़ा दें। जब आधा पानी बच जाए तो सहता गरम पानी पी जाएँ। यदि मासिक धर्म न हो तो रात को और पी लें। तीन बार पीएँ।
- इन्द्रायण की लुगदी और तिल, दोनों 10-10 ग्राम लेकर कूट लें। फिर इन्हें 250 ग्राम पानी में डालकर औटाएँ। जब चौथाई पानी रह जाए तब उतार कर छान लें। इसमें थोड़ा-सा गुड़ मिलाकर तीन-चार दिन दें, मासिक धर्म खुलकर आने लगता है।
- पचास ग्राम सोंठ, गुड़ तीस ग्राम, वायबिडंग पाँच ग्राम—जौ-कूट कर ढाई सौ ग्राम पानी में औटाएँ। आधा कप काढ़ा तीन-तीन घण्टे बाद पीएँ। ऐसा करने से रुका हुआ मासिक शुरू हो जाएगा।

- अनियमित मासिक धर्म हो और परेशान करता हो तो तुलसी की जड़ का चूर्ण बना लें। सादे व मीठे पान में मुलैठी के बराबर तुलसी का चूर्ण डालकर खाएँ।
- तुलसी का पंचांग, मीठे नीम की छाल का गूदा, अजवाइन और तालीस पत्र समान मात्रा में लेकर जौ-कूट कर लें। दस ग्राम चूरा ढाई सौ ग्राम पानी में उबालें। पानी पचास ग्राम बच जाए तो छानकर पी जाएँ। मासिक धर्म खुलकर आने लगेगा।
- तुलसी के बीज, पीपल, पलाश, असगंध और नागकेशर—ये सब समान मात्रा में लें, कूट-पीसकर कपड़े से छान लें। इस मिश्रण के बराबर से एक-तिहाई मिश्री मिला दें। दस ग्राम रोज सुबह गो-दूध के साथ लेती रहें। मासिक धर्म नियमित हो जाएगा।
- आक की जड़ निकालकर छाया में सुखा लें। साफ करके चूर्ण बना लें। दो से चार रत्ती दवा गरम पानी से या गरम दूध से फाँक लें। मासिक धर्म ठीक व खुलकर आएगा।
- प्याज का सूप बनाकर उसमें गुड़ घोलकर गरम ही पी जाएँ तो रुका मासिक धर्म खुलकर आने लगेगा।
- आँवले का गूदा पाँच ग्राम शहद में तीन माशे मिलाकर सुबह-शाम चाटना चाहिए। मासिक धर्म में रक्त स्राव होने लगेगा तथा नियमित आने लगेगा।
- पके हुए केले में दो आँवलों का रस मिलाकर दिन भर में चार बार खाएँ। मासिक धर्म में ज्यादा रक्तस्राव न होगा।
- हींग तीन ग्राम और पीपल, सोंठ, भारंगी, काली मिर्च, तिगुनी-तिगुनी मात्रा में लेकर पीस छान लें। पचास ग्राम काले-तिलों में दस ग्राम ब्राह्मी बूटी पीसकर काढ़े और शेष चूर्ण उसी में भूनकर रोज सुबह दो-ढाई ग्राम लेती रहें। हर महीने यही उपाय करें। माहवारी नियमित हो जाएगी।
- मासिक-धर्म, यदि समय से नहीं होता हो तो लहसुन की दो पोथी पीसकर गरम पानी में डाल दें, नित्य एक-दो बार सेवन करने से 3-4 दिन में लाभ होगा। एक सप्ताह तक सेवन करें।
- छालिया (चने की जड़-समेत पौधा) पीसकर जल में उबालिए। इसकी भाप योनि को देने से स्त्रियों की माहवारी की अनियमितता दूर हो जाएगी।
- मासिक धर्म रुका हुआ हो तो दो चम्मच बथुआ के बीज एक गिलास पानी में उबालें। आधा रहने पर छान कर पी जाएँ। मासिक धर्म खुलकर साफ आएगा। सब्जी भी खाएँ।
- सौंफ 3 ग्राम, हाऊबेर 3 ग्राम—दोनों को 250 ग्राम जल में पकाएँ। जब चौथाई जल रह जाए तब उतार लें। ठण्डा होने पर 20 ग्राम गुड़ मिलाकर पिला दें। दो-तीन बार पिलाने से मासिक धर्म खुल जाता है।

- मासिक धर्म में रक्त काले रंग का तथा नियमित न हो तो नागकेशर, खूनखराबा, सफेद चन्दन, पठानी लोध्र, अशोक की छाल का अलग-अलग अथवा एक साथ चूर्ण बनाकर 1-1 छोटा चम्मच दिन में चार बार ठण्डे पानी से लें। पानी के स्थान पर धनिये के रस के साथ भी इस चूर्ण का सेवन किया जा सकता है।
- पेड़ के पके पपीते का 1 महीने सेवन करने से रुकी हुई माहवारी आ जाती है तथा आगे से नियमित हो जाती है।
- चुकन्दर को उबालकर भली-भाँति मसलकर छान लीजिए। यह रस 25 से 50 ग्राम तक जरा-सा नमक डालकर पी जाइए। दिन में 3-4 बार पीने से मासिक स्राव खुल जाएगा। चुकन्दर का सलाद नियमपूर्वक खाने से गर्भाशय सम्बन्धी सारी बीमारियाँ दूर हो जाती हैं।
- जायफल और समुद्रफल—दोनों को समभाग में लेकर कूट-पीसकर कपड़े से छानकर शीशी में सुरक्षित रखें। मासिक धर्म से एक-दो दिन पूर्व 2 ग्राम औषधि गरम पानी से दें। एक ही बार के देने से बहुत दिनों तक रुका हुआ रक्त जारी हो जाएगा। यह योग गर्भाशय के सब रोगों से मुक्त करके गर्भ धारण करने के योग्य बना देगा।
- मालकांगनी, राई, विजयसार की लकड़ी और बच, समभाग में लेकर पीस लें। प्रातः-सायं 3-3 ग्राम ठण्डे जल या कच्चे दूध के साथ लेने से मासिक धर्म अवश्य खुल जाता है। अनार खाने से खूब लाभ होता है।
- कलौंजी के 6 ग्राम चूर्ण को पानी के साथ फाँकने से बन्द रजोधर्म खुल जाता है। पेट दर्द में भी आराम होता है। पेशाब साफ आता है।
- तिल काले और गोखरू—दोनों 10-10 ग्राम लेकर रात्रि में 200 ग्राम पानी में भिगो दें। प्रातः ठण्डाई की भाँति घोट-पीसकर छानकर तथा मिश्री मिलाकर पिला दें। मासिक धर्म अवश्य खुल जाता है। मासिक धर्म आरम्भ होने वाली तिथि से 3-4 दिन पूर्व से पिलाएँ।
- गाजर के बीज 20 ग्राम ठण्डाई की भाँति घोटकर और मिश्री मिलाकर पिलाने से मासिक धर्म खुलकर आने लगता है।
- पोटाशियम परमेंगनेट (लाल दवा) आधी रत्ती को 1 ग्राम गुड़ में रखकर एक गोली बना लें। मासिक की तिथि से 3-4 दिन पहले इस गोली को प्रातःकाल पानी से निगलवा दें। एक ही खुराक में मासिक धर्म खुल जाएगा। अत्यन्त सस्ता योग है।
- सुहागा भूना हुआ 5 रत्ती प्रातः-सायं गरम पानी से दें। बन्द मासिक धर्म जारी हो जाएगा, परन्तु गर्भवती स्त्री को कदापि न दें।
- नीम की छाल 20 ग्राम, सोंठ 4 ग्राम, गुड़ 4 ग्राम—तीनों को 250 ग्राम पानी में डालकर उबालें। चौथाई रहने पर उतार लें। ठण्डा होने पर छानकर पिला दें। एक सप्ताह पिलाने से रुका हुआ मासिक धर्म पुनः चालू हो जाता है।

- मासिक धर्म में दर्द या स्राव कम आता हो तो हींग का सेवन बहुत लाभ देता है।
- मासिक धर्म में गड़बड़ी होने पर भोजन से पहले दो ग्राम राई का चूर्ण प्रथम ग्रास के साथ खाएँ।
- आठ चम्मच तिल एक गिलास पानी में इसमें थोड़ा-सा गुड़ या दस काली मिर्च पिसी हुई डालकर उबालें जब आधा पानी रह जाए तब ठण्डा होने पर छानकर पिलाएँ। इस प्रकार सुबह-शाम दो बार नित्य मासिक-धर्म आने के दस दिन पहले से मासिक-स्राव-काल तक पिलाते रहें। इससे मासिक धर्म खुलकर होगा, पर्याप्त मात्रा में होगा और साफ होगा।
- नारियल खाने से मासिक धर्म खुलकर आता है।
- मटर माहवारी की रुकावट दूर करता है।
- अनार के सूखे छिलके पीसकर छान लें। इसकी एक चम्मच की फँकी ठण्डे पानी से लेने से रक्तस्राव बन्द हो जाता है।
- 20 ग्राम धनिया 200 ग्राम पानी में उबालें, जब 50 ग्राम पानी रह जाए तो छानकर मिश्री मिलाकर पिला दें। इससे मासिक धर्म में अधिक रक्त आना बन्द हो जाता है।
- पिसा हुआ धनिया, देशी बूरा (शक्कर), घी—तीनों को मिलाकर खाने से रक्त गिरना बन्द हो जाता है।
- मूली के बीज, गाजर के बीज, मेथी के बीज—तीनों को कूट-पीस लें। मासिक धर्म के दिनों में 10-10 ग्राम चूर्ण पानी के साथ फँकाएँ। इससे कई वर्षों का रुका हुआ मासिक धर्म भी खुल जाएगा।
- काले तिल 3 ग्राम, सोंठ, काली मिर्च, पीपल 3-3 ग्राम तथा भारंगी 3 ग्राम—इन सबका काढ़ा (250 ग्राम पानी में उबालें, जब चौथाई पानी रह जाए तब उतार लें) बनाकर उसमें गुड़ या शक्कर मिलाकर नित्य प्रातः-सायं पीने से रुका हुआ मासिक धर्म होने लगता है। यदि शरीर में रक्त की कमी है तो दूध, घी, मिश्री आदि पदार्थ खाकर तब काढ़ा पीएँ। खट्टे पदार्थ न खाएँ। उड़द, दूध, दही, गुड़ आदि पदार्थ अधिक खाने चाहिए।
- कपास के पत्ते और फूल 100 ग्राम को एक किलो भर पानी में गरम करें। 250 ग्राम रहे तब छानकर 50 ग्राम गुड़ मिलाकर पिलाएँ, तो ऋतुधर्म जारी होगा।
- गंदा बिरोजे का धुआँ लें तो रुधिर जारी होगा।
- बैंगन के पत्ते 50 ग्राम और गुड़ 50 ग्राम को 500 ग्राम पानी में गरम करें। 250 ग्राम भर रहे तब छानकर पीएँ तो नले का दर्द बन्द होगा व रुधिर जारी होगा।
- आम के फूल 10 ग्राम और गुड़ 50 ग्राम को आधा किलो पानी में गरम करें। 125 ग्राम रहे तब पी लें तो ऋतु खुले।

- एलवा 10 ग्राम, कसीस 10 ग्राम और बीजाबोर 10 ग्राम को पानी में पीसकर 1/4 ग्राम की गोलियाँ बना लें। 2 गोली सोते वक्त लें तो ऋतु जारी होगा।
- गूगल 20 ग्राम, गुड़ 40 ग्राम और सोंठ 10 ग्राम को कूट कर सोते समय 3 ग्राम रोज लें।
- गुड़ 50 ग्राम, नारियल की गिरी 100 ग्राम को मिलाकर 7 रोज तक खाएँ तो ऋतु जारी होगा।
- पिंडखजूर 100 ग्राम प्रतिदिन 7 रोज तक खाएँ तो ऋतु जारी होगा।
- चिलगोजा 40 ग्राम, अखरोट 40 ग्राम, काजू 40 ग्राम और गुड़ 80 ग्राम को मिलाकर 7 रोज में खा लें।
- रेणी 50 ग्राम को 7 रोज तक खाएँ।
- मारू बैंगन का भुरता बनाकर नमक, मिर्च, गरम मसाला मिलाकर 7 रोज तक खाएँ।
- बाजरी का खीच गरम-गरम तेल में मिलाकर 7 रोज तक खाएँ तो ऋतु खुलेगा।
- गूलर (फल) के चूर्ण या गूलर (फल) के रस में शहद मिलाकर चाटने से मासिक नियमित हो जाता है।
- सोंफ 30 ग्राम, पुराना गुड़ 60 ग्राम—इन्हें 750 ग्राम जल में पकाएँ। तिहाई शेष रहने पर मसल छानकर गरम-गरम ही पी लें। इससे बन्द और कष्ट कर मासिक स्राव ठीक हो जाता है।
- रीठे का छिलका पीसकर 2 ग्राम की गोली बनाकर सुबह-शाम दो-दो गोली खाएँ। माहवारी का आगे-पीछे आना बन्द हो जाएगा।
- 4 माशा गोंद व 4 माशा गेरू—इनको मिलाकर प्रात:काल फँकी देने से माहवारी में अधिक गिरता खून कम हो जाता है।
- यदि मासिक-स्राव अधिक दिनों तक रहे तथा अधिक मात्रा में रक्त स्राव हो तो 20 ग्राम मुलैठी में 80 ग्राम मिश्री मिलाकर पीस लें। फिर सुबह-शाम इसकी 10 ग्राम मात्रा 1 कप चावल के धोवन के साथ सेवन करने से लाभ होगा।
- पाँच ग्राम मुलैठी का चूर्ण शहद मिलाकर चाटने से तथा ऊपर से मिश्री मिलाकर ठण्डा किया हुआ दूध घूँट-घूँट पीने से मासिक स्राव नियमित हो जाता है। यह प्रयोग कम-से-कम 40 दिन सुबह-शाम करना चाहिए।
- हरे धनिये तथा धनिये के बीजों का अधिक मात्रा में सेवन करने से मनुष्य की काम-शक्ति कम हो जाती है तथा स्त्रियों का मासिक धर्म रुकने लगता है।
- हल्दी भूनकर गुड़ के साथ देने से गर्भाशय शोथ एवं दुर्बलता नष्ट होती है और मासिक धर्म ठीक होने लगता है।
- धनिया पीसकर चावल के पानी के साथ सेवन करने से मासिक धर्म में अधिक रक्त आना बन्द हो जाता है।

- कायफल (कटफल) और समुद्र फल (हिज्जल) समान मात्रा में दोनों को अलग-अलग कूट-पीसकर महीन चूर्ण कर लें और समान मात्रा में मिला लें। लगभग एक से डेढ़ ग्राम एक छोटा चम्मच सुबह 5 बजे और रात को सोते समय गुनगुने पानी से लगातार 15 दिन तक लें। इससे जिन महिलाओं को मासिक-ऋतु-स्राव कम मात्रा में होता है या पूरी अवधि तक स्राव नहीं होता है या जल्दी बन्द हो जाता है या ऋतु-स्राव के समय पेट व पेडू में दर्द होता है तो ये शिकायतें दूर हो जाती हैं।
- रक्त स्राव अधिक होने या अनियमित होने पर अशोक की छाल को दूध में पका कर देने से लाभ होगा तथा गर्भाशय शोथ और वेदना दूर होती है। रक्तस्राव अधिक होने या घाव होने पर अशोक की छाल के काढ़े से योनि को पिचकारी द्वारा प्रक्षालन करें।
- पोदीने की पत्तियों को उबालें। उस उबले पानी को पीने से रुका हुआ मासिक धर्म खुलकर आएगा।
- नियमित मासिक आने के लिए अशोकारिष्ट दो चम्मच भोजन के बाद पानी के साथ लेना चाहिए।
- करेले का रस चीनी में मिलाकर पीने से मासिक-धर्म नियमित हो जाता है।
- करेले की सब्जी रोज खाते रहने से शरीर को अच्छी तादाद में फॉस्फोरस मिल जाता है। यह भूख बढ़ाने वाला होता है। यह गर्मी भी ज्यादा करता है। ज्यादा तादाद में इसका सेवन नहीं करें।
- 132 ग्राम नीम की सूखी पत्तियाँ, 11 पत्ती तुलसी की, 12-12 ग्राम हरड़-बहेड़ा-आँवला, सोंठ, पीपल, कालीमिर्च और 24 ग्राम जवाखार—इन सबको कूट-पीसकर कपड़छान चूर्ण करके शीशी में भर कर रख लें। महिलाओं को कष्ट के साथ मासिक स्राव (कष्टार्तव) होता हो तो पानी के साथ इस चूर्ण को 5-5 ग्राम 5-6 दिन तक लेने से लाभ होता है। इसे मासिक स्राव शुरू होने के 5-6 दिन पूर्व से लेना शुरू कर देना चाहिए।
- महिलाओं के मासिक ऋतु धर्म के समय अधिक रक्तस्राव होने पर उसे रोकने के लिए गाय के एक पाव कच्चे दूध में केले के हरे पत्ते के एक छटाँक रस को मिलाकर सुबह खाली पेट एक सप्ताह तक देना चाहिए।
- केले के पेड़ की छाल का एक छटाँक रस लेकर एक सप्ताह तक खाली पेट सुबह देने से महिलाओं का रुका हुआ मासिक धर्म खुल जाता है।
- मासिक-धर्म की समाप्ति पर पुराना गुड़ (कम-से-कम एक वर्ष पुराना) 50-50 ग्राम प्रतिदिन 15 दिन तक खाकर ऊपर से ताजा पानी पीने से गर्भ-निरोध होता है। यदि गर्भाधान हो जाए तो भी मेथी उबाल कर पी लेने से पुनः मासिक धर्म प्रारम्भ हो जाता है।

- कपास की जड़ को कष्ट के साथ होने वाले एवं सर्दी के कारण बन्द हुए मासिक स्राव को खोलने में उपयोगी माना गया है। प्रसव के समय इसे देने से बच्चा सुख से हो जाता है।
- पोदीने के सेवन से मासिक-धर्म सुगमता से सम्पन्न हो जाता है अर्थात् प्रवाह नियमित बना रहता है।
- जिन स्त्रियों को मासिक-धर्म कष्टप्रद व अल्प मात्रा में होता है उन्हें मालकांगनी के पत्तों का शाक घी में भूनकर दें। मासिक धर्म खुलकर व वेदना रहित होगा।
- आधा चम्मच तिल को गुनगुने पानी के साथ लेने से मासिक धर्म के दौरान होने वाले दर्द में आश्चर्यजनक रूप से लाभ होता है।
- इसके अलावा सौंफ खाने से भी बहुत आराम मिलता है तथा सौंफ का अर्क टपकाने से भी लाभ होता है।
- मासिक-धर्म अनियमित होने या कष्टकारक होने की स्थिति में पीली शीशी में सूर्यतप्त गोमूत्र दिन में चार बार देना चाहिए।
- मासिक-धर्म कष्टदायी व अनियमित होता है उन्हें ग्वारपाठे का सेवन करना चाहिए।
- आक की जड़ छाया में सुखाकर बारीक पीसकर सुरक्षित रखें। दो से आठ ग्राम की मात्रा में लें। इसके सेवन से मासिक खुलकर न आना, दर्द से आना, मात्रा में न आना, बिल्कुल न आना, आदि शिकायतें दूर होती हैं।
- तिल को गुड़ के साथ सेवन करने से न तो मासिक धर्म में रुकावट रहती है, न पेट में दर्द होता है और न ही मासिक अनियमितता रहती है।
- नारियल के सेवन से महिलाओं का अनियमित मासिक धर्म समय पर आने लगता है।
- कलौंजी के बीज, मूली के बीज, गाजर के बीज, मेथी के बीज और सोया के बीज—प्रत्येक 50 ग्राम लेकर पीसकर चूर्ण बना लें। 10 ग्राम चूर्ण को 100 ग्राम पानी में डालकर उबालें। आधा शेष रह जाए तो 5-10 ग्राम गुड़ डालकर सुबह-शाम 5 दिन तक पीएँ। माहवारी शुरू हो जाएगी।
- औरतों को अगर माहवारी के समय तकलीफ हो तो अंगूर व अनन्नास का रस पीने से आराम मिलता है।
- मासिक धर्म समय पर न आता हो तो सोंठ का चूर्ण व तिल 15-15 ग्राम और गुड़ 50 ग्राम लेकर 400 ग्राम पानी में पकाएँ। 80 ग्राम शेष रह जाने पर ठण्डा होने पर छानकर बोतल में भर लें, आवश्यकतानुसार सेवन करें।
- सोंठ 10 ग्राम को 250 ग्राम पानी में उबालें, चौथाई पानी रहने पर छानकर शीशी भर लें। 3 सप्ताह तक इसे पीते रहें मासिक धर्म व प्रदर विकार से छुटकारा मिल जाएगा।

- मासिक धर्म की अनियमितता या अधिक सर्दी लग जाने से मासिक धर्म बन्द हो गया हो तो अदरक को कूट कर पानी में उबाल कर काढ़ा बना लें या अदरक के रस को गरम पानी में मिश्रित कर शहद या चीनी मिलाकर प्रतिदिन दो या तीन बार भोजन के बाद सेवन करें।
- असमय में रुका हुआ मासिक धर्म कच्चे प्याज खिलाने से पुन: शुरू हो जाता है।
- नीम के पत्तों को गर्म करके स्त्री यदि नाभि के नीचे बाँधे तो पुरुष संसर्ग के समय होने वाले दर्द या मासिक धर्म में होने वाले दर्द में फायदा होता है।
- रजोदोष में अजवाइन के चूर्ण को दिन में दो बार 3-3 ग्राम गर्म दूध से लेने पर लाभ होता है।
- मासिक धर्म के दिनों में स्त्री को कष्ट हो, पेडू या कमर में दर्द हो और ऋतुस्राव खुलकर साफ न आता हो तो ऋतुस्राव होने के 15 दिन पहले से यह प्रयोग शुरू कर दें। लहसुन की 12 कली छीलकर पाव चम्मच कलमीशोरा के साथ कूट पीस लें और इनकी तीन खुराक करके गरम पानी के साथ दिन में 3 बार लें। दिन भर थोड़ी-थोड़ी सौंफ फाँक कर खाती रहें। एक दिन में लगभग 60 ग्राम सौंफ फाँक लें। इस प्रयोग को 2-3 मासिक धर्म में लगातार करें। मासिक धर्म शुरू हो तब तक सेवन करें, ऋतुस्राव शुरू होते ही बन्द कर दें।
- यदि मासिक धर्म के दिनों में जाँघों में पीड़ा हो तो इन दिनों नित्य नीम के पत्तों का 6 ग्राम रस, अदरक का रस 12 ग्राम तथा समान मात्रा में जल मिश्रित कर सेवन करने से तुरन्त पीड़ा में लाभ होगा।
- बाजरे के साथ घी का प्रयोग अच्छा माना गया है। स्त्रियों में मासिक धर्म की प्रकृति बाजरे के सेवन से नियमित होती है।
- 4 चम्मच तिल 1 गिलास पानी में उबालें, जब पानी आधा रह जाए तब ठण्डा होने पर छानकर पिलाएँ। इस प्रकार सुबह-शाम 2 बार नित्य मासिक धर्म आने के 10 दिन पहले से मासिक स्राव काल तक पिलाते रहें। इससे मासिक धर्म खुलकर व पर्याप्त मात्रा में साफ होगा।
- काले तिल 3 ग्राम, सोंठ, कालीमिर्च, पीपल, भारंगी प्रत्येक 3 ग्राम—सबको 250 ग्राम पानी में उबालें, जब चौथाई पानी शेष रहे उतार लें, इसमें गुड़ या शक्कर मिलाकर नित्य प्रात:-सायं पीने से रुका हुआ मासिक धर्म होने लगता है। यदि शरीर में रक्त की कमी है तो दूध, घी, मिश्री आदि पदार्थ खाकर तब काढ़ा पीएँ। खट्टे पदार्थ न खाएँ। उड़द, दूध, दही, गुड़ आदि पदार्थ अधिक खाने चाहिए।
- भीगी मेथी गुड़ के साथ सेवन करने से गर्भाशय के रोग नहीं होते और मासिक धर्म के नियमन में किसी प्रकार का अवरोध नहीं होता।
- नागकेशर 50 ग्राम, मिश्री 50 ग्राम कूट-पीसकर कपडछान कर लें। 5-5 ग्राम

की खुराक बनाकर रख लें। 2 माह तक नियमित सुबह सेवन करने से ऋतु-विकार व पेडू का दर्द ठीक होता है व मासिक सम्बन्धी बीमारियाँ भी दूर होती है।

- तिल के काढ़े में सोंठ, काली मिर्च, छोटी पीपल डालकर पिलाने से मासिक धर्म की रुकावट सम्बन्धी परेशानियाँ दूर हो जाती हैं।
- ग्वारपाठे का रस 2 चम्मच नियमित रूप से पीना चाहिए। यह रस खाली पेट एक सप्ताह तक लें। इससे मासिक से सम्बन्धित दिक्कतें दूर होती हैं। रक्तस्राव सहज रूप से होने लगता है।
- कच्चे पपीते का सेवन मासिक धर्म की शिकायत दूर करता है।
- एक ग्राम केसर के साथ आधा ग्राम कपूर खरल करके माहवारी से 3 दिन पहले प्रातःकाल सेवन करने से मासिक स्राव बिना कष्ट के हो जाता है।
- आधे से लेकर एक ग्राम की मात्रा में केशर को गरम दूध के साथ देने से मासिक धर्म की पीड़ा दूर होकर सामान्य स्राव होने लगता है।
- मासिक धर्म के दौरान यदि कमर दर्द होता हो, तो एक चम्मच तुलसी का रस ले लें।
- लींडी पीपल का चूर्ण शहद के साथ खाने से लाभ होता है।
- मेथी और मूली के बीज समभाग में पीसकर 10 ग्राम चूर्ण बना लें। तत्पश्चात् 1-1 ग्राम चूर्ण जल के साथ लेने से लाभ होता है।
- प्रातःकाल बबूल की गोंद खाने से मासिक धर्म में पीड़ा नहीं होती।
- दूब का रस एक छोटी चम्मच से आधा चम्मच लेने से लाभ होता है।
- केसर के 2-3 धागों को अकरकरा चूर्ण (1 ग्राम) के साथ दिन में 3 बार लेने से कष्टप्रद मासिक धर्म साफ आने लगता है।
- काली मिर्च के एक चुटकी चूर्ण में एक छोटा चम्मच शहद मिलाकर सवेरे-शाम डेढ़ माह तक लेने से रजस्राव की अनियमितता और अन्य दोष दूर हो जाते हैं।
- मासिक धर्म साफ न आने एवं पीड़ा के साथ थोड़ा-थोड़ा आने में इसका सेवन लाभ करता है। इसमें अमलतास का गूदा, नीम की छाल, 3 ग्राम एवं सोंठ 3 ग्राम लेकर अच्छी तरह कुचल लें। इसमें गुड़ 10 ग्राम मिलाकर 8 गुना पानी लेकर उबाल लें। जब एक-चौथाई पानी शेष बचे तब उतार कर छान लें। मासिक धर्म प्रारम्भ होने पर इस काढ़े को प्रतिदिन एक बार पिलाएँ। मासिक धर्म खुलकर आएगा एवं पीड़ा में भी आशातीत लाभ होगा।
- तुलसी का पंचांग, सोंठ, अजवाइन, तेजपात, नीम की छाल का गोंद—ये सब चीजें 60-60 ग्राम लेकर पीसकर चूर्ण बना लें। 24 ग्राम चूर्ण 250 ग्राम पानी में पकाएँ और चौथाई पानी शेष रह जाने पर थोड़ा-सा गुड़ डाल दें और छानकर पिलाएँ। इस काढ़े को 8-10 दिन पीने से मासिक धर्म की अनियमितता दूर होगी तथा रुका हुआ मासिक धर्म खुल जाएगा।

- तुलसी के बीज, काले तिल, कपास की कोपलें, बाँस की कोपलें—प्रत्येक 125 ग्राम लेकर महीन चूर्ण बना लें। उसमें 200 ग्राम पुराना गुड़ मिलाकर मटर के बराबर गोलियाँ बना लें। सुबह-शाम एक-एक गोली गर्म पानी के साथ लेने से रुका हुआ मासिक धर्म नियमित हो जाता है।

गर्भपात से बचना

- यदि सातवें-आठवें महीने में गर्भपात होने के लक्षण दिखाई दें तो लोध्र का महीन चूर्ण और पीपल (पिप्पली) का चूर्ण 2-2 ग्राम मात्रा में लेकर थोड़े शहद में मिलाकर सुबह-शाम चाटना चाहिए।
- किसी भी तरह का गर्भ विकार हो, भीगी मेथी को गुड़ के साथ लेने से कुछ ही दिनों में राहत मिल जाएगी।
- गूलर की जड़ की छाल का काढ़ा बनाकर गर्भिणी को पिलाने से गर्भपात बन्द हो जाता है।
- बिदारीकन्द, अनार के पत्ते, कच्ची हल्दी, सिंघाड़े के पत्ते, जायफल, शतावर, नीलकमल। प्रत्येक 12-12 ग्राम लेकर सिल पर बारीक पीस कर, फिर तिल का तेल 500 ग्राम लेकर सिद्ध कर लें। इस तेल की मालिश करने से गर्भपात, गर्भस्राव आदि नष्ट हो जाते हैं।
- गर्भ विलास तेल गिरते गर्भ को रोकता है।
- केशर, सिंघाड़े, पद्माख, कमल, मुलैठी—इनको पीसकर दूध के साथ पीने से सभी प्रकार के गर्भपात रुक जाते हैं एवं पीड़ा दूर होती है।
- फल कल्याण घृत गर्भवती होते ही 12-12 ग्राम प्रातःकाल दूध से लेने से बार-बार होने वाला गर्भपात रुक जाता है एवं स्वस्थ शिशु होता है।
- गर्भपाल रस 1/4 ग्राम सुबह-सायं लेने से बार-बार होने वाले गर्भपात में लाभ मिलता है। पूरे समय लेने से स्वस्थ एवं सुन्दर शिशु पैदा होता है।
- 12 ग्राम जौ का छना हुआ आटा, 12 ग्राम काले तिल और 12 ग्राम शक्कर महीन पीसकर शहद में मिलाकर चाटने से गर्भपात नहीं होता।
- दक्षिण भारत की औरतों का विश्वास है कि पपीते में गर्भ गिराने के शक्तिशाली गुण हैं। गर्भावस्था में पपीता नहीं खाना चाहिए।
- रुधिर के स्राव को बन्द करने के लिए रोगिणी के पेट व योनि पर बर्फ या ठण्डे पानी की पट्टी रखनी चाहिए।
- गर्भाशय की निर्बलता से गर्भ नहीं ठहरता, गर्भस्राव हो जाता है। इसमें कुछ सप्ताह ताजे सिंघाड़े खाने से लाभ होता है।
- 100 ग्राम अनार के ताजा पत्ते पीसकर, पानी में छानकर पिलाने और पत्तों का रस पेट पर लेप करने से गर्भस्राव रुक जाता है।

- जिस स्त्री को गर्भपात हो जाता है उसकी कमर में गर्भस्थापना से ही धतूरे की जड़ बाँध दें। इससे गर्भपात नहीं होगा। जब नौ मास पूर्ण हो जाएँ तब जड़ खोल दें।
- जिनके बार-बार गर्भपात होता है वह हींग भूनकर रख लें और 1-1 ग्राम सुबह-शाम खाएँ। यदि गर्भ ठहर जाए तो मात्रा दुगुनी कर दें। फिर गर्भपात नहीं होगा।
- यदि गर्भणी के गर्भस्राव का भय हो तो काले चनों का काढ़ा पिलाएँ।
- गर्भवती स्त्रियों को पेठा खिलाने से गर्भपात से बचने में सहायता मिलती है तथा बच्चा भी स्वस्थ होता है।
- गर्भ धारण करने के बाद 62 ग्राम सौंफ, 31 ग्राम गुलाब का गुलकन्द पीसकर पानी मिलाकर एक बार नित्य पिलाने से गर्भपात रुकता है।
- गर्भ काल में सौंफ का अर्क पीते रहने से गर्भ स्थिर रहता है।
- पिसी हुई फिटकरी चौथाई चम्मच को एक कप कच्चे दूध में डालकर लस्सी बनाकर पिलाने से गर्भपात रुक जाता है। गर्भपात के समय जब दर्द, रक्तस्राव हो रहा हो तो हर दो-दो घण्टे से एक खुराक दें।
- जिनके बार-बार गर्भपात होता है, वह गर्भाधान होते ही बकरी का आधा किलो दूध धीमी आँच पर चढ़ा दें। इसमें इतना ही गाजर का रस मिला दें। चीनी न डालें। केवल आधा किलो बच जाए तो उसे घूँट-घूँट कर पी जाएँ। गर्भ गिरने की नौबत ही नहीं आएगी।
- 5,7,11 शिवलिंगी के बीज गर्भवती को प्रतिदिन गो-दूग्ध से निगला दें। गर्भस्राव रुकेगा।
- तीसरे महीने तक गर्भ गिर जाने वाली महिलाओं को गूलर के कच्चे फलों को दूध में पका कर खाना चाहिए। अथवा कच्चे फलों को छाया में सुखाकर पीस लें। मिश्री मिलाकर छः माशे से एक तोला तक दूध के साथ प्रातः सेवन करें।
- जिन महिलाओं का 'गर्भाशय' निर्बल होने से गर्भ नहीं ठहरता हो, गर्भस्राव बार-बार हो जाने की शिकायत हो, उन्हें नियमित सिंघाड़े के हलवे का सेवन करने से आशातीत लाभ मिल सकता है।
- बार-बार के गर्भपात को रोकने के लिए गर्भाधान के बाद रसभरी की पत्तियों से बनाई गई चाय नियमित रूप से पीएँ। इन पत्तियों में लोहा, चूना, फॉस्फोरस भरपूर मात्रा में होता है। जिसकी गर्भिणी महिला को अतिरिक्त आवश्यकता होती है। कच्चा आँवला रोज खाने से आमाशय और गर्भाशय को शक्ति मिलती है। गर्भपात की सम्भावना कम होती है।
- जिन महिलाओं को बार-बार गर्भपात होता है या मासिक कम होता है उन्हें एक कप चुकन्दर का रस प्रातःकाल बासी मुँह पीना चाहिए।
- गर्भपात से बचने के लिए प्रथम माह से ही प्रतिदिन तीन पीले छुहारे सुबह-शाम खाएँ तथा ऊपर से गाय का शुद्ध घी एक चम्मच दूध में मिलाकर पीएँ।

- बन्ध्यत्व के लिए केशर 1 ग्राम, नागकेशर 4 ग्राम लेकर पीसकर इसकी तीन पुड़ियाँ बनाकर माहवारी से निवृत्त होकर नित्य 1-1 पुड़िया 3 दिनों तक गरम दूध के साथ प्रात:काल सेवन करें।
- सौंफ स्त्री रोगों में लाभप्रद है। गर्भकाल में सौंफ का अर्क पीते रहने से गर्भ स्थिर रहता है। गर्भ धारण के बाद 50 ग्राम सौंफ, 25 ग्राम गुलाब का गुलकन्द पीसकर पानी मिलाकर पीते रहने से गर्भपात रुक जाता है। जिन स्त्रियों को गर्भधारण नहीं होता वे 5 ग्राम सौंफ का चूर्ण घी के साथ तीन माह तक निरन्तर सेवन करें तो आशातीत लाभ हो सकता है।

गर्भ न ठहरता हो या बाँझपन

- गर्भ न ठहरता हो उन महिलाओं को मोठ की चपाती खानी चाहिए। गर्भाशय स्वच्छ और निर्मल हो जाता है।
- गर्भाशय में कोई विकार आ गया हो तो मासिक धर्म के समय तुलसी के दस-बारह बीज पानी में पीसकर तीन दिन पीजिए। तुलसी की यही विशेषता है कि पत्तों का काढ़ा गर्भ नहीं ठहरने देता। बीज पीसकर पीने से गर्भ ठहरता है।
- केले के पेड़ से नीचे गिरी 6-7 कोमल बाँझ-फलियाँ लेकर इनमें इतनी ही संख्या में शिवलिंगी के बीज लेकर पीस लें। बाँझ स्त्री मासिक धर्म [Menses] के बाद खा ले तो दो महीनों में ही गर्भ ठहर जाएगा।
- जायफल और खाँड—दोनों को समभाग में लें और बारीक पीसकर मिला लें। 6 ग्राम औषधि गोदुग्ध के साथ मासिक धर्म आरम्भ होने के दिन से 8 दिन तक खिलाएँ। गर्भाशय के दोष दूर होकर गर्भ ठहर जाता है।
- नागकेशर को बारीक पीसकर 4 ग्राम दवा बछड़े वाली गाय के दूध के साथ मासिक धर्म आरम्भ होने के दिन से आठ दिन तक खिलाएँ। गर्भ ठहर जाता है।
- नागदमनी को गोघृत में मिलाकर योनि में लेप करने से बन्ध्यत्व अतिशीघ्र दूर होता है।
- मासिक धर्म ठीक होने पर भी यदि सन्तान न होती हो तो रूई के फोए में फिटकरी लपेट कर पानी में भिगोकर रात को सोते समय योनि में रखें। सुबह जब निकालेंगे तो उस रूई पर चारों ओर दूध की खुर्चन-सी जमा होगी। फोया तब तक रखें, जब तक खुर्चन आती रहे। जब खुर्चन नहीं आए तो समझें कि बाँझपन रोग समाप्त हो गया।
- सौ ग्राम सैंधा नमक पीस लें। रात को सोते समय 750 ग्राम पानी में यह नमक एक चम्मच डाल दें। प्रात: 4 बजे वह पानी पीकर पुन: सो जाएँ। एक घण्टे बाद उठ जाएँ। दूसरे दिन फिर इसी प्रकार नमक का पानी पीएँ। ऐसा तीन माह से

छः महीने तक करें। ऐसा नमकीन पानी पीने से गर्भाशय शुद्ध होकर पर्याप्त मात्रा में और स्वाभाविक मासिक धर्म होने लगेगा तथा गर्भ धारण होगा।

सावधानी—इस प्रकार तैयार किया हुआ नमक का पानी पीने से किसी-किसी स्त्री को उल्टी, दस्त होने लगता है। ऐसी दशा में घबरा कर यह पानी पीना बन्द नहीं करें। यह तो पेट साफ होकर अपने आप ठीक हो जाएगा। उल्टी-दस्त रोकने के लिए कोई दवा न लें। हाँ, पानी की मात्रा कुछ दिनों के लिए कुछ कम कर दें।

- प्रातः पाँच कली लहसुन की चबाकर दूध पिएँ। यह प्रयोग पूरी सर्दी नियमित करें। स्त्रियाँ यदि यह प्रयोग करें तो बन्ध्यत्व (बाँझपन) दूर होगा।
- बन्ध्या स्त्री यदि 6 ग्राम सौंफ का चूर्ण घी के साथ तीन मास तक सेवन करें तो निश्चित गर्भ धारण करने योग्य हो जाती है। यह कल्प मोटी स्त्रियों के लिए विशेष लाभप्रद है। यदि स्त्री दुबली-पतली हो तो उसमें शतावरी-चूर्ण मिलाकर देना चाहिए। 6 ग्राम शतावरीमूल का चूर्ण 12 ग्राम घी और दूध के साथ खाने से गर्भाशय की सब विकृतियाँ दूर होती हैं और गर्भ स्थापन होता है।
- मासिक धर्म के प्रारम्भ से 8 दिन तक नित्य 25 ग्राम अजवाइन और 25 ग्राम मिश्री, 125 ग्राम पानी में रात्रि को मिट्टी के बर्तन में भिगो दें। प्रातः ठण्डाई की तरह पीसकर पीएँ। पथ्य में मूँग की दाल और रोटी (बिना नमक) की लें। इससे गर्भ धारण होगा।
- यदि किसी स्त्री का मासिक धर्म होता है, परन्तु गर्भ नहीं ठहरता तो मासिक धर्म के दिनों में तुलसी के बीज चबाने से या पानी में पीसकर लेने या काढ़ा बनाकर पिलाने से गर्भ धारण होगा। यदि गर्भ न रहे तो यह एक साल तक करें। इससे गर्भाशय निरोग, सबल बनकर गर्भ धारण योग्य बनता है।
- गेहूँ को बारह घण्टे पानी में भिगोएँ, फिर गीले मोटे कपड़े में बाँधकर चौबीस घण्टे रखें। इस तरह छत्तीस घण्टे में अंकुर निकल आएगा। इन अंकुरित गेहुँओं को बिना पकाए ही खाएँ। स्वाद के लिए गुड़ या किशमिश मिलाकर खा सकते हैं। इन अंकुरित गेहुँओं में विटामिन (ई) भरपूर मिलता है। यह स्वास्थ्य और शक्ति का भण्डार है। नपुंसकता एवं बाँझपन में लाभकारी है। केवल सन्तानोत्पत्ति के लिए 25 ग्राम अंकुरित गेहूँ तीन दिन और फिर तीन दिन इतने ही अंकुरित उड़द पर्यायक्रम से खाने चाहिए। यह प्रयोग कुछ महीने करें।
- बरगद की जटा धोकर छाया में सुखाकर पीस कर रख लें, मासिक धर्म के दिनों में यह चूर्ण नित्य दो चम्मच ठण्डे पानी से प्रातः पाँच दिन तक या जब तक मासिक धर्म होता रहे, फँकी लें। इससे बाँझ स्त्री को भी गर्भ ठहर जाता है।
- चार चम्मच सरसों पीस कर मासिक धर्म आरम्भ होने के चौथे दिन से एक चम्मच नित्य पानी फँकी लेने से गर्भ धारण हो जाता है।

- प्रातः पति के साथ समागम करें तो गर्भ धारण हो जाएगा। पानी कम पिया करें।
- प्रातः उड़द की दाल तथा शाम को उड़द की खीर पति-पत्नी दोनों ही खाएँ। अधिकाधिक चाहें नित्य ही खाते रहें। इससे पुरुष में शुक्राणुओं की वृद्धि होती है तथा स्त्री में सन्तानोत्पत्ति की शक्ति आ जाती है।
- गाजर के बीजों की धुनी इस प्रकार दें कि धुआँ बच्चेदानी तक चला जाए। जलते हुए कोयलों पर गाजर के बीज डालें। इससे धुआँ होगा वह धुनी दें। गाजर का रस पीएँ।
- मकोय की जड़ पीसकर ऋतुस्नान के बाद पीने से गर्भ धारण होता है।
- पीपल-फल, नागौरी, अश्वगंध, शतावर, सुपारी और अशोक की छाल 50-50 ग्राम के साथ 300 ग्राम मिश्री पीसकर कपड़छान कर लें। 3 से 5 ग्राम चूर्ण रोज गुनगुने दूध के साथ दो महीने पीकर स्त्री संतानवती हो सकती है। औषधि के दौरान गर्भाधान का प्रयत्न नहीं करना चाहिए। पहले दो माह इसका प्रयोग करें। फिर गर्भाधान का प्रयास करें।
- जामुन और आम की जड़ों को छोटी करेली की जड़ के साथ मिलाकर कूटकर पीस लें। उसे छानकर दूध के साथ ऋतुकाल के समय पीने से गर्भधारण करने की संभावना बढ़ जाती है।
- 10 ग्राम सौंफ, 50 ग्राम गुलकन्द रात्रि शयन काल में गरम गौ-दूध से नियमित रूप से 40 दिन तक सेवन करने से बाँझपन दूर हो जाता है और यथा समय सन्तान लाभ मिलता है।
- बरगद की कोपलें, नागकेसर, सुपारी बराबर मात्रा में लेकर पीस लें और 500 ग्राम दूध के साथ लें।
- मासिक-धर्म से निपट कर बरगद की ताजा पाँच कोपलें और उसी मात्रा में शिवलिंगी मिलाकर घोट लें। तीन ग्राम की मात्रा में चाटें और ऊपर से गाय का दूध पी जाएँ। आठ-दस दिन बाद संतान प्राप्ति की कोशिश करें। सफलता अवश्य मिलेगी।
- नागकेशर और नागौरी अश्वगंध तथा बरगद की नई कोपलें—तीनों को बराबर मात्रा में मिलाकर कूट-पीस लें। मासिक-धर्म से उठने के ग्यारह दिन बाद इसको तीन ग्राम मात्रा में लें और उसी रात्रि पुत्रेच्छा से सम्पर्क करें।
- मासिक धर्म की अवधि में धीमी आँच पर निर्मित असगंध के काढ़े के सेवन से बाँझ महिला को-पुत्र रत्न की प्राप्ति हो सकती है।
- गेहूँ को पानी में फुलाकर पति को हर दिन चबाने को दें और पत्नी अंकुरित मूँग का हर सुबह लगातार सेवन करे तो गर्भवती जल्दी होगी।
- केला और दही मिलाकर खीर की तरह मसल लें, सोने से पूर्व पति को सेवन कराएँ। एक माह बाद संसर्ग हो, गर्भ ठहरने की काफी सम्भावना बढ जाती है।

- जिन महिलाओं को बार-बार गर्भपात किन्हीं कारणों से हो जाता हो वे गर्भ ठहरने के बाद चार माह तक पति संसर्ग से दूर रहें। भारी सामान न उठाएँ और अधिकाधिक विश्राम करें। साथ ही भोजन में घी, पनीर, दूध, और सूखे मेवे लें।
- सुपारी एवं नागकेशर को समान मात्रा में मिलाकर कूटकर कपड़छान कर पाउडर बनाने के पश्चात् 6 ग्राम की मात्रा में महिला को सेवन कराने से गर्भाधन की सम्भावना बन सकती है।
- पीपल के पेड़ की दाढ़ी, नागकेशर 6-6 ग्राम, हाथी दाँत का बुरादा असली 12 ग्राम, कायफल व असगंध 4-4 ग्राम, कुंजा मिश्री 24 ग्राम—इन सबको बारीक पीसकर छान लें। माहवारी के पाँच दिन बाद नौ ग्राम रोज रात को पानी से 8 दिन खिलाएँ इसके बाद स्त्री और पुरुष मिलें। गर्भ ठहर जाएगा, यदि न ठहरे तो अगले माह फिर इसी तरह कोशिश करें। गर्भ ठहरने के बाद प्रयोग बन्द कर दें।
- सोंठ, कालीमिर्च, पीपल, नागकेशर 20-20 ग्राम—इन सबको पीसकर 3 ग्राम दवा गाय के दूध में मिलाकर स्नान के बाद इसका सेवन करने से गर्भधारण अवश्य होगा।
- सोंठ, कालीमिर्च, पीपल, हरड़, बहेड़ा, आँवला, अशोक की छाल, लोध्र पठानी, मजीठ—इन सबको समान मात्रा में लेकर कूट-पीसकर चूर्ण बना लें। 3 ग्राम चूर्ण गाय के दूध के साथ देने से सभी तरह के गर्भाशय सम्बन्धी रोग दूर होते हैं।
- पुरुष के वीर्य में यदि शुक्राणुओं की संख्या पूर्ण हो तो स्त्रियाँ मासिक धर्म के बाद यह प्रयोग करें। ठाठी वृक्ष पीपल 10 ग्राम, शिवलिंगी (चाँदनी का पक्ष) 10 ग्राम चूर्ण बना लें। 1-1 ग्राम प्रात: व सायं अर्ध गर्म गाय के दूध के साथ लें। संतान प्राप्ति अवश्य होगी।
- बकरी के ताजे दूध का पति-पत्नी प्रतिदिन भरपूर सेवन करें, लाभ होगा।
- यदि गर्भ न ठहरता हो तो मासिक धर्म की प्रथम तिथि से लेकर आठवें दिन तक तुलसी की पत्तियाँ सुबह चबाएँ। ऊपर से एक गिलास मीठा गर्म दूध पीएँ। ईश्वर ने चाहा तो गर्भ ठहर जाएगा। जो स्त्री गर्भवती होना चाहती है पर गर्भ नहीं ठहर रहा है वह अपने पति के भोजन में बकरी के घी की मात्रा बढ़ा दे, लाभ होगा।
- 5 ग्राम शतावरी मूल का चूर्ण एवं 10 ग्राम घी एवं दूध के साथ सौंफ का सेवन करने से गर्भाशय की विकृतियाँ दूर होकर गर्भधारण की सम्भावना बनती है।
- स्त्री को सर्दी-गर्मी से बचाएँ तथा कार्य न करते हुए सफेद कटेरी की जड़ का सेवन कराने से गर्भाधान होता है।

गर्भावस्था

- गर्भकाल में साठ ग्राम मूँगफली नित्य खाने से गर्भस्थ शिशु की प्रगति में लाभ होता है।
- जीरा, सौंफ, धनिया —प्रत्येक एक चम्मच एक गिलास पानी में उबालें। आधा पानी रहने पर छान कर एक चम्मच देशी घी मिलाकर सुबह-शाम पीने से बवासीर में रक्त गिरना बन्द हो जाता है। यह गर्भवती स्त्रियों के बवासीर में अधिक लाभदायक होता है।
- गर्भवती स्त्री को दो नारंगी दोपहर में पूरे गर्भकाल में खिलाते रहने से होने वाला शिशु सुन्दर व स्वस्थ होता है।
- नारियल का गोला और मिश्री 25-25 ग्राम खाने से प्रसव में दर्द नहीं होता। सन्तान हृष्ट-पुष्ट होती है। कच्चा नारियल विशेष लाभदायक है।
- गर्भवती महिला यदि पूरे गर्भकाल में आँवले का मुरब्बा समुचित मात्रा में खाती रहे तो उसके तथा उसके गर्भस्थ शिशु के बालों की रक्षा होती है।
- गर्भवती स्त्री का पेट साफ रखने के लिए पिसी हुई अजवाइन में हल्दी और नमक मिलाकर खिलाने से लाभ होता है। प्रसूति के बाद भी खाना हजम करने के लिए उपयोगी है। माँ के साथ बच्चे के पेट में भी इसके प्रयोग से कोई विकार उत्पन्न नहीं होता।
- गर्भवती स्त्री यदि प्रतिदिन रात को सोने के पूर्व एक बादाम, चार किशमिश, तीन काजू और 20 दाने चिरौंजी चबाती है तो गर्भस्थ शिशु की आँखें जीवन भर कमजोर नहीं होंगी। यह अचूक इलाज है।
- गर्भावस्था में महिला को दूध में शहद मिलाकर पिलाना फायदेमंद होता है। इस प्रयोग से प्रसूता में रक्त की कमी नहीं होगी, गर्भाशय के विकार नष्ट होंगे, और बच्चा स्वस्थ, सुन्दर और बुद्धिमान होता है।
- गर्भिणी को 5 से 10 दाने लौंग घी में तल कर गर्भ के प्रथम दो माह दाल आदि में देते हैं। इसके अच्छे परिणाम मिलते हैं।
- गर्भवती महिलाओं को एक कप चुकन्दर का रस, एक कप गाजर का रस, एक कप टमाटर का रस व आधा कप सेब या अंजीर का रस मिलाकर दो बार देने से उनको आयरन तथा विटामिन ए, डी, सी की कमी नहीं होती।
- सिघाड़े के आटे का दूध में हलुआ बनाकर खिलाने से गर्भिणी का रक्तस्राव बन्द हो जाता है।
- बेल का मुरब्बा गर्भवती के लिए बहुत उपयोगी है। भोजन के बाद इस मुरब्बे का सेवन करने से प्रसव पीड़ा अधिक नहीं होती तथा शिशु हृष्ट-पुष्ट होता है।
- गर्भवती महिला को सूखे मेवे के सेवन से खून की कमी दूर होती है।

- गर्भवती महिलाओं को शहद का सेवन अवश्य करना चाहिए। यह उनके शरीर को सुडौल व शक्तिशाली बनता है।
- गर्भधारण के बाद 60 ग्राम सौंफ में 30 ग्राम गुलकन्द मिलाकर प्रतिदिन मिश्री मिले दूध से सेवन करने तथा पूरे गर्भकाल में सौंफ का अर्क लेने से गर्भ स्थिर रहता है।
- सफेद जीरा 12 ग्राम, सोंठ 6 ग्राम तथा काला नमक 3 ग्राम—इन सबको पीस कर रख लें। 3 ग्राम चूर्ण खाने से गर्भिणी का पेट दर्द दूर हो जाता है।
- 3 ग्राम सोंठ और गुड़ मिलाकर खिलाने से शक्ति आती है। इससे खून की कमी भी पूरी होगी।
- गर्भावस्था में तिल का सेवन वर्जित है।
- लिपस्टिक के प्रयोग से गर्भस्थ शिशु पीलिया ग्रस्त व कमजोर होता है अतः गर्भवती स्त्री इस काल में लिपस्टिक न लगाएं। यदि आवश्यक हो तो कम समय के लिए लगाए तथा कुछ भी खाने-पीने से पूर्व पोंछ दे।

गर्भावस्था में उल्टियाँ

- गर्भवती स्त्री की उल्टियाँ बन्द न होने पर 20 ग्राम बेलगिरी को चावल में मांड के साथ पीस कर उसमें जरा-सी मिश्री मिलाकर दिन में तीन बार पिलाएँ, उल्टियाँ बन्द हो जाएँगी।
- दो लौंग पीसकर मधु या अनार के रस के साथ चटाना चाहिए।
- नारियल की जटा लें। एक ग्राम राख 10 ग्राम शहद में मिलाकर चटाएँ। अतीव गुणकारी है।
- अर्क केवड़े को बिना पानी मिलाएँ आधे-आधे घण्टे में दस या बीस ग्राम दें। 5-6 मात्रा देने से वमन बन्द हो जाएँगे।
- चावल धनिया की मांड, गर्भिणी के उबाक रोग देती है। पच्चीस ग्राम चावलों में दो-ढ़ाई ग्राम धनिया, सौ ग्राम पानी में भिगो दें। आधा पौन घण्टे बाद चावल, धनिया मसल कर निकाल लें। इसे पीने से गर्भिणी सहज अवस्था में लौट आती है।
- गर्भावस्था के दौरान उल्टी होने पर बेल का कच्चा फल तोड़कर उसे तीन ग्राम दिन में तीन बार दें।
- 25 ग्राम संतरे का रस शहद में मिलाकर प्रतिदिन 4 बार देने से गर्भिणी की उल्टियाँ रुक जाती हैं, अपच दूर हो जाती है। यदि दस्त आ रहे हों, तो बन्द हो जाते हैं।
- सोंठ और बिल्व (बेल) के काढ़े में जौ का सत्तू मिलाकर पिलाइए, उल्टियाँ बन्द हो जाएँगी।

- गर्भवती को यदि कुछ न हज़म हो रहा हो तथा उल्टियाँ हो रही हों तो भुने हुए चने का सत्तू खिलाएँ।
- यदि गर्भावस्था में, उल्टी होती हो तो मुरब्बे के आँवले दो-दो नित्य चार बार खिलाने से कै बन्द हो जाएगी।
- गर्भवती की उल्टी में धनिया उबालकर, मिश्री मिलाकर पीने से लाभ होता है।
- हरा धनिया का 36 ग्राम रस पिलाने से गर्भवती की उल्टी बन्द हो जाती है। यदि हरा धनिया उपलब्ध नहीं हो तो सूखा धनिया 50 ग्राम, 50 ग्राम पानी में भिगोकर पानी छान कर पिलाएँ।
- चार नीबूओं का रस निकाल कर इसे छान लें। इसमें पचास ग्राम सैंधा नमक पीस कर डालें और चम्मच से हिलाएँ, फिर 125 ग्राम जीरा इसमें डाल दें और भीगता रहने दें और जब भीगते-भीगते नीबू का रस सूख कर केवल सूखा हुआ जीरा ही रह जाए तो उसे निकाल कर शीशी में भर लें। इसका आधा चम्मच नित्य तीन बार चबाएँ। इससे गर्भावस्था में जी-मिचलाना एवं उल्टी बन्द हो जाती है। यह बहुत स्वादिष्ट लगता है।
- गर्भवती को उल्टियाँ होती हो तो रात में भिगोए चनों का पानी उसे पीने को दें। लाभ होगा।
- गर्भवती को प्रतिदिन नारंगी का सेवन अवश्य करना चाहिए। यह उसके शरीर में गर्भस्थ शिशु के लिए बहुत गुणकारी रहेगा। इसके छिलकों को सुखाकर चूर्ण कर लें। इस चूर्ण को चाटकर नारंगी का रस पीने से गर्भवती के वमन और अतिसार में लाभ होता है।
- नारियल की जटा जला लें। एक ग्राम राख 10 ग्राम शहद में मिलाकर चटाएँ। अति गुणकारी है। गर्भिणी के वमन न होगा।
- कमल गट्टे की भीतर की मींगी, छोटी इलायची के दाने, मिश्री—तीनों 10-10 ग्राम, बंसलोचन असली 5 ग्राम—इसे कूट-पीसकर कपड़ छान कर लें। 1-3 ग्राम तक दूध के साथ लें। इससे उल्टी तो बन्द होगी ही, गर्भपात और गर्भस्राव से भी बचाव होगा।
- धनिया चूर्ण 2 ग्राम और शक्कर 10 ग्राम चावल के मांड में मिलाकर पिलाने से सगर्भा स्त्रियों को उलटी आनी बन्द हो जाती है।
- गर्भवती स्त्री को सुबह बिस्तर छोड़ते ही मुँह धोकर गुनगुने पानी में एक नींबू का रस निचोड़ कर खाली पेट कुछ दिनों तक पीना चाहिए।
- गर्मी का मौसम हो तो बर्फ का पानी पीने से उल्टी में लाभ होता है।
- गर्भवती स्त्री के पेट पर पानी की गीली पट्टी रखने से उल्टी बन्द होती है।
- अधिक उल्टी की दशा में केवल भोजन में तरल पदार्थ, जैसे—नींबू का रस, संतरा, मौसमी का जूस तथा नारियल पानी हितकर होता है।

- चावल के मांड में एक चम्मच धनिया का रस व एक चम्मच मिश्री मिलाकर पीने से गर्भवती महिला की उल्टी बंद हो जाती है।
- गर्भावस्था में उल्टी हो तो बर्फीले पानी में नींबू का रस मिलाकर पिलाएँ।
- गर्भावस्था की प्रारम्भिक स्थिति में जीरे के चूर्ण में नींबू का रस और सेंधा नमक मिलाकर चाटने से उल्टियाँ आना, जी-मिचलाना बन्द हो जाता है।
- गर्भावस्था के प्रारम्भिक दिनों में मतली रोकने के लिए नित्य 25 ग्राम अदरक का सेवन लाभप्रद है। अदरक और प्याज का रस प्रत्येक 10 ग्राम मिलाकर पीने से उल्टी बन्द हो जाती है।
- आधा चम्मच अदरक के रस में नींबू और पोदीने का रस, शहद एक चम्मच मिलाकर कई बार लेने से गर्भिणी की प्रात:कालीन उल्टियों में लाभदायक है।
- सुबह बिस्तर छोड़ने से ताजी अदरक की 5-6 बूँदें एक चम्मच शहद में मिलाकर धीरे-धीरे चाटने से प्रात: मितली के लिए लाभप्रद है।
- धनिया 20 ग्राम, सोंठ 7 ग्राम, मिश्री तथा नागरमोथा 20-20 ग्राम को 500 ग्राम जल में उबालकर दिन में 3-4 बार पिलाएँ। इससे गर्भिणी की तीव्र वमन भी शान्त हो जाती है।
- 1 ग्राम इलायची भूनकर शहद के साथ लेने से गर्भावस्था में उल्टी बन्द हो जाती है।

गर्भावस्था में अम्लता

- भोजन में हल्के पदार्थ, चावल, मूँग की दाल, घिया, तोरई, परवल, टिंडे आदि सब्जियाँ, आहार के साथ हरे धनिये का सेवन विशेष रूप से करें।
- तरल पदार्थों का सेवन कम किया जाना चाहिए, लेकिन दूध बार-बार पिलाना चाहिए। आचार और चाय इसमें हानिकारक हैं।
- गाजर का रस अम्लरक्तता (Acidosis) ठीक कर देता है।
- गरमी के प्रभाव से खट्टी डकारें आती हों तो मूली के रस में मिश्री मिलाकर पीने से लाभ होता है।
- जिन बीमारों के पाचनांगों में अम्लता (खट्टापन) की अधिकता है, उनके लिए गरम-गरम राख या रेत में भुना हुआ आलू खाना लाभदायक है।
- केले पर चीनी और इलायची डालकर खाने से लाभ होता है।
- गरम पानी में नीबू निचोड़ कर शाम को पीने से लाभ होता है। नीबू अम्ल का नाश करने वाला है।
- जिन्हें अम्लपित्त हो, उन्हें दिन में तीन बार थोड़ा-थोड़ा दूध पीना चाहिए।
- कच्चा नारियल (डाभ) का पानी इस रोग में बहुत लाभ पहुँचाता है।
- साठ ग्राम सफेद प्याज के टुकड़े, सौ ग्राम दही में मिलाकर नित्य तीन बार खाएँ। कम-से-कम एक सप्ताह तक सेवन करने से अम्लपित्त में लाभ होगा।

गर्भावस्था में कब्ज़

- नीबू का रस गरम पानी के साथ रात्रि में लेने से दस्त खुलकर आता है। नीबू का रस और शक्कर प्रत्येक 12 ग्राम एक गिलास पानी में मिलाकर रात को पीने से कुछ ही दिनों में पुरानी-से-पुरानी कब्ज़ दूर हो जाती है।
- सुबह नाश्ते में नारंगी का रस कई दिनों तक पीते रहने से मल प्राकृतिक रूप से आने लगता है। यह पाचन शक्ति बढ़ाती है।
- सोते समय आधा चम्मच पिसी हुई सौंफ की फँकी गरम पानी से लेने से कब्ज़ दूर होती है।
- रात को एक चम्मच पिसा हुआ आँवला पानी या दूध से लेने से प्रातः दस्त साफ आता है, कब्ज़ नहीं रहता। आँतें तथा पेट साफ रहता है।
- गरम दूध के साथ दो चम्मच गुलकन्द या ईसबगोल की भूसी रात को लेने से पखाना खुलकर आता है।
- तीन दिन घी में काली मिर्च मिलाकर पीएँ। इससे आँते मुलायम होकर मल फूल जाता है। फिर गरम दूध में घी मिलाकर पीने से दस्त नरम, ढीला व साफ आता है।

गर्भावस्था में दस्त

- अजीर्ण अपच से दस्त हो तो रोगी को भोजन नहीं करना चाहिए। दही की लस्सी पीना लाभदायक है।
- सूखा आँवला और काला नमक समान मात्रा में पीसकर जल के साथ आधा चम्मच की फँकी लेने से दस्त बन्द हो जाते हैं।
- केला कब्ज़ करता है। दो केले आधा पाव दही के साथ कुछ दिन खाने से दस्त, पेचिश, संग्रहणी ठीक हो जाती है।
- आलूबुखारा मलरोधक है लेकिन कब्ज नहीं करता।
- सौंफ को बारीक पीस लें। इसे पानी में मिलाएँ। इस सौंफ के पानी में गेहूँ का आटा ओषण कर रोटी बनाकर खाने से दस्त और पेचिश में लाभ होता है।
- आधा पाव छाछ में 12 ग्राम शहद मिलाकर पीने से दस्त बन्द हो जाते हैं।
- यदि मरोड़ देकर तथा थोड़ा-थोड़ा मल आता हो तो तीन ग्राम भुनी सौंफ मिलाकर पीसकर मिश्री मिलाकर सेवन करने से लाभ होता है।
- एक चाय की चम्मच ईसबगोल गरम दूध में फुलाकर रात्रि को सेवन करें। प्रातः दही में भिगोकर फुलाकर उसमें नमक, सोंठ, जीरा मिलाकर पिलाएँ। कुछ दिन लगातार सेवन करने से दस्त में आँव निकलना बन्द हो जाएगा।
- फिटकरी 20 ग्राम और अफीम 3 ग्राम पीस कर मिला लें। सवेरे-शाम दाल के बराबर इस चूर्ण को पानी के साथ रोगी को पिलाएँ। इससे दस्तों में लाभ होगा।

- पतले दस्त होने पर जीरे को सेक कर आधा चम्मच शहद में मिलाकर चार बार नित्य चाटें। खाने के बाद छाछ में सिका हुआ जीरा, काला नमक मिलाकर पीएँ। दस्त बन्द हो जाएँगे।
- एक गिलास पानी को उबाल कर ठण्डा करके जरा-सा नमक स्वादानुसार चीनी मिलाकर घोल लें। इसे बार-बार पिलाएँ। रोगिणी को कुछ-न-कुछ पिलाते रहें।
- धनिये में काला नमक मिलाकर भोजन के बाद लेने से खाने के बाद दस्त जाने की आदत छूट जाती है। केवल धनिये की फँकी से दस्त बन्द हो जाते हैं।

गर्भावस्था में रक्तचाप

- हरी सब्जियाँ, कच्चे भिगोए चने, नीबू का रस, पपीता, गाजर, मूँगफली आदि वस्तुएँ गर्भवती के लिए अमृत तुल्य होती हैं।
- 500 ग्राम लहसुन को छीलकर 5 दिन धूप में सुखाएँ। फिर इसे अमृतवान में डालकर ऊपर से इतना शहद डालें कि सारा लहसुन डूबा रहे। इसे 15 दिन धूप में रखें। इसके बाद सुबह-शाम दो बार दो कली नित्य खाकर ऊपर से एक कप दूध पीएँ। उच्च रक्तचाप हो या निम्न रक्तचाप, दोनों में लाभ होगा। रोगिणी को नमक नहीं लेना चाहिए लेना भी पड़े तो कम-से-कम लेना चाहिए।
- हृदय तेज धड़कता हो, डूब-डूब जाता हो, उच्च रक्तचाप रहता हो, नित्य दही की लस्सी का एक गिलास पीएँ। लाभ होगा।
- नित्य मूली खाते रहने से उच्च रक्तचाप सामान्य रहता है।
- पाँच पिस्ते रात को पानी में भिगो दें। प्रात: पानी को फेंक दें तथा पिस्ता निकाल कर खूब चबाएँ और फिर पानी पीएँ। पानी की घूँट मुँह में कुल-कुलाकर निगल जाएँ जिससे चबाने से दाँतों में लगी पिस्ता पेट में पहुँच जाए। पानी केवल आधा गिलास या इससे कम ही पीएँ। इसके बाद आधा घण्टे तक कुछ नहीं खाएँ। रक्तचाप चाहे उच्च (Hypertension) या निम्न (Hypotension) हो, ठीक हो जाएगा। जब तक पिस्तो का सेवन इस प्रकार करते रहेंगे, रक्तचाप ठीक रहेगा। इसे लम्बे समय तक सेवन करते रहने से कोई हानि नहीं होती।
- प्याज के सेवन से शरीर में व्याप्त विजातीय पदार्थ पेशाब से निकलकर उच्च या निम्न—दोनों तरह का रक्तचाप ठीक हो जाता है।
- रक्तचाप कॉफी पीने से बढ़ता है। इसलिए यह नहीं पीएँ।
- रात को सोते समय एक चम्मच त्रिफला चूर्ण गरम पानी से लें। उच्च रक्तचाप सामान्य हो जाएगा।
- आकड़े के ताजा फूल और काली मिर्च समान मात्रा में मिलाकर पीसकर मटर के दाने के बराबर गोलियाँ बनाकर सुखा लें। यह एक गोली, चार बार नित्य पानी से दो महीने लें।

स्त्रियों में हिस्टीरिया

- दूध में चीनी के स्थान पर शहद मिलाकर पीना अधिक उपयोगी है।
- गरम पानी में नीबू, नमक, जीरा, हींग भुना हुआ और पोदीना मिलाकर पीएँ। यह प्रयोग कम-से-कम एक माह करें।
- स्त्रियों के हिस्टीरिया या बेहोश होने पर प्याज का रस सुँघाने से वे होश में आ जाती हैं। मूर्च्छा भी इससे ठीक हो जाती है।
- लहसुन का रस नाक में टपकाने से होश आ जाता है।
- बेहोशी में हींग सुँघाने से होश आ जाता है।
- होम्योपैथिक में लाल मिर्च से बनी औषधि केप्सिकम एनम (Capsicum Annum) है। इसके मदर टिंचर की कुछ बूँदें, हिस्टीरिया की बेहोशी में नाक में डालने से होश आ जाता है।
- 15 ग्राम अनार के पत्ते, 15 ग्राम गुलाब के ताजे फूल, 500 ग्राम पानी में उबालें। चौथाई पानी रहने पर छानकर 20 ग्राम देशी घी में मिलाकर नित्य पीएँ। इससे हिस्टीरिया के दौरों में लाभ होता है।

गर्भाशय की वृद्धि करना

- 25 ग्राम तिलों को कूटकर आधा किलो पानी में औटाएँ। जब चौथाई रह जाए तब उतारकर छान लें। इसमें 6 ग्राम गुड़ और 4 ग्रेन हींग मिलाकर मासिक धर्म के पहले और दूसरे दिन दें। तीसरे दिन भी दे सकते हैं, परन्तु चौथे दिन नहीं। उसके प्रयोग से गर्भाशय की वृद्धि हो जाती है।

गर्भाशय में खुजली

- बोरिक ऐसिड का 2 प्रतिशत अर्थात् 2 ग्राम बोरिक एसिड तथा 100 ग्राम जल में लोशन बनाकर ड्यूश देने से गर्भाशय की खुजली समाप्त हो जाती है।
- बादाम रोगन 10 ग्राम, जैतून का तेल 10 ग्राम तथा ग्लिसरीन 10 ग्राम—इन तीनों को गरम पानी में मिलाकर ड्यूश देने से गर्भाशय की खुजली समाप्त हो जाती है।
- गूलर के सत्व को गरम पानी में घोलकर उसका ड्यूश देने से गर्भाशय की खुजली समाप्त हो जाती है।
- सफेद फिटकरी को पानी में डालकर ड्यूश देने से गर्भाशय की खुजली समाप्त हो जाती है।
- कार्बोलिक एसिड आधा ग्राम को दो किलो गरम पानी में मिलाकर ड्यूश देने से गर्भाशय की खुजली दूर हो जाती है।
- गर्भवती स्त्रियों का गर्भ बढ़ने पर पेट तथा जननेन्द्रियों में खुजली होती है। खुजली होने पर तुलसी के पत्तों के रस का लेप करें। खुजली शान्त हो जाएगी।

गर्भाशय में सूजन

- बड़ की छाल, पीपल की छाल, छोकड़ की छाल, गूलर की छाल, सिरस की छाल 12-12 ग्राम लेकर दो किलो जल में क्वाथ करें एक किलो रहने पर ठण्डा होने पर ड्यूश दें। गर्भाशय की सूजन ठीक हो जाएगी।
- गूलर की पत्ती व गूलर के फल का काढ़ा बनाकर उससे ड्यूश देने से गर्भाशय की सूजन दूर हो जाती है।
- सोंठ, काली मिर्च, पीपल, हरड़, बहेड़ा, आँवला, अशोक की छाल, लोध्र पठानी, मजीठ—सब समान भाग में लेकर कूट-पीसकर चूर्ण बना लें। 3-3 ग्राम चूर्ण गाय के दूध से देने से सभी तरह के गर्भाशय सम्बन्धी रोग दूर हो जाते हैं।
- दशमूल क्वाथ 60 ग्राम पानी में उबाल कर ड्यूश देने से गर्भाशय की सूजन दूर होती है। योनि शूल भी ठीक हो जाता है।
- फलघृत 12-12 ग्राम सुबह-शाम दूध में डालकर पीने से गर्भाशय की सूजन व गर्भाशय सम्बन्धी रोग दूर होकर गर्भाशय शक्तिशाली बनता है।
- पुनर्नवादि मण्डूर आधा ग्राम, नागकेशर 1/4 ग्राम, यवक्षार आधा ग्राम दिन में तीन बार गरम पानी से लेने से गर्भाशय की सूजन दूर हो जाती है।
- आरोग्यवर्द्धिनी 1/2-1/2 ग्राम गरम पानी से लेने से एवं दशमूल क्वाथ से ड्यूश देने से गर्भाशय की सूजन दूर हो जाती है एवं प्रदर भी नष्ट हो जाता है।
- साटी की जड़ का काढ़ा बनाकर उसका ड्यूश लेने से भी सभी तरह की गर्भाशय की सूजन समाप्त हो जाती है।
- अगर गर्भाशय में सूजन आ जाए तो नीबू के रस में पाँच बीज नीबू के और सेमरू की जड़ घोट-पीसकर दूध डालकर छान लें। मासिक धर्म शुरू होते ही इसे 5 दिन पीएँ। इसे गर्भाशय का अनावश्यक जमाव निकल जाएगा।
- पेडू या गुप्तांग में दर्द हो तो आँवले पीसकर उसको पेडू पर लेप करें।
- अर्जुन वृक्ष की छाल 20 ग्राम, सिरस की छाल 20 ग्राम—दोनों को जौ-कूट करके 250 ग्राम पानी में उबाल लें। जब चौथाई पानी रह जाए तब उतार लें। ठण्डा होने पर इसमें रूई की बत्ती भिगोकर 2-4 बार योनि में रखें। इससे मूढ़गर्भ की सफाई हो जाती है। अनुभूत योग है।

गर्भकाल में पैरों में सूजन

- चिरचिरे के पत्तों को उबाल लें। फिर इन्हें सुबह के समय खाएँ। इससे मूत्र ज्यादा मात्रा में आने लगता है और सूजन घटती जाती है।
- मकई के भुट्टों के बालों की चाय भी असरदायक साबित होती है। इसके लिए भुट्टे के मुट्ठी भर बालों को पानी में उबालें और एक से दो गिलास उसके पी लें, सूजन कम हो जाएगी।

गर्भाशय का हट जाना

- चमेली के पत्तों का काढ़ा बनाकर उस काढ़े से ड्यूश लेने से गर्भाशय अपने स्थान पर सही बैठ जाता है।
- शुभ्रा (फिटकरी) 12 ग्राम को पानी में घोलकर गरम करके उसका ड्यूश देने से गर्भाशय अपने स्थान पर आ जाता है।
- एरण्ड के तेल को बाहर आए गर्भाशय पर लगाकर गर्भाशय बैठा दें और उसके बाद भृंगराज पीस कर योनि में लेप कर दें तो गर्भाशय अपने स्थान पर आ जाता है।
- गूलर की छाल का काढ़ा बनाकर उससे ड्यूश देने से गर्भाशय ठीक स्थान पर आ जाएगा।
- पीपल वृक्ष की छाल लेकर उससे ड्यूश देने से जरायु भ्रंश या गर्भाशय जो अपने स्थान से हट गया है, वापस ठीक आ जाता है।
- अगर योनि प्रस्रविनी हो, लिंग की रगड़ से बाहर निकल आई हो तो उस पर घी मलकर गरम दूध का बफारा दें और उसे हाथ से भीतर बिठा दें। फिर नीचे लिखे वेशवार से उसका मुँह बन्द करके पट्टी बाँध दें। सौंठ, काली मिर्च, पीपल, धनिया, जीरा, अनार और पीपरामूल—इन सातों के पिसे-छने चूर्ण को 'वेशवार' कहते हैं।

एनीमिया

- सूजी का फुल्का, साबुत मूँग की करारी दाल में कूट कर खाना शुरू कर दीजिए। अंकुरित चने खाएँ। खाना हल्का खाएँ। इससे एनीमिया दूर होता है।
- हरी सब्जियाँ, चोकर सहित रोटी, सेम, मटर, हरी फलियाँ, सूखे मेवे, टमाटर, शहद, पालक, हरा धनिया, सूखी सोयाबीन, सूखी दालें। इन चीजों में लोहा अधिक होता है, इनके खाने से खून में वृद्धि होती है और एनीमिया दूर होता है।
- गर्भिणी को सोंठ और गुड़ मिलाकर खिलाने से शक्ति आती है। इससे खून की कमी भी पूरी होगी।

सूतिका ज्वर और प्रसूता ज्वर

- जीरा, अजवाइन, धनिया का काढ़ा पिलाएँ।
- सोंठ, काकड़ासिंगी तथा पीपलामूल। इन सबको मिलाकर सेवन करने से प्रसूता स्त्री का ज्वर तथा वात रोग दूर हो जाते हैं।
- आक के किलो भर पत्ते पाँच लीटर पानी में उबालकर उसकी भाप प्रसूता के कूल्हों पर डालें। कमरा बन्द करके करें। एक सप्ताह तक रोज 5-10 मिनट के

लिए भाप दिलाएँ, पसीना आएगा और विकार निकल जाएगा। प्रसूता को कोई रोग नहीं होगा।

- सोंठ का चूर्ण, चीनी, बादाम—इन्हें कूटकर प्रसूता को देने से उसके हर प्रकार के दर्द दूर हो जाते हैं।
- दशमूल क्वाथ 25-25 ग्राम दिन में दो बार पिलाने से प्रसूता के सभी प्रकार के ज्वर समाप्त हो जाते हैं।
- सोंठ 1 ग्राम, अजवायन आधा ग्राम पीसकर गरम दूध के साथ लेने से सभी प्रकार के ज्वर (प्रसूता के) समाप्त हो जाते हैं।
- सौभाग्यवटी 2-2 गोली सुबह-सायं गरम पानी से लेने से प्रसूता को लाभ मिलता है।
- अजवाइन का चूर्ण 1 ग्राम, गुड़ 5 ग्राम में मिलाकर खिलाने से तथा ऊपर से दूध देने से प्रसूता ज्वर नष्ट हो जाता है।
- प्रसूता को पीपलामूल का चूर्ण एक ग्राम गरम दूध से दें। ज्वर से छुटकारा मिलेगा।
- बच्चे के जन्म के बाद प्रसूता को कभी-कभी ज्वर हो जाता है। तब चाय में दस बूँदें लहसुन के रस की डालकर तीन-चार बार पीएँ।
- कायफल बारीक पीसकर कपड़छन कर लें। तीव्र ज्वर में 3 ग्राम दवा खांड के शरबत के साथ रोगिणी को पिला दें। पहली मात्रा ही जादू का काम करेगी। दवा देते ही प्यास हटने लगती है, बुखार कम हो जाता है। सन्निपात की अवस्था को पहुँची हुई रूग्णा भी स्वस्थ हो जाती है। दो-तीन मात्रा से अधिक नहीं देनी चाहिए।

प्रसूता के दाँतों की देखभाल

- प्रसव के बाद प्रसूता के दाँतों की देखभाल करना भी आवश्यक है। यदि उनके प्रति सावधानी न रखी जाए तो उनके शीघ्र कमजोर होने की सम्भावना रहती है।
- आँवले चूर्ण में सैंधा नमक मिलाकर मंजन करने से दाँत मजबूत रहते हैं।
- सफेद भगोरी, कत्था, माजूफल—ये सब बराबर मात्रा में लेकर, महीन चूर्ण बनाकर उससे प्रसूता को सुबह-शाम मंजन करना चाहिए। इससे दाँतों की जड़ें मजबूत हो जाती हैं।

प्रसूति काल

- मोठ की रोटी खाने से प्रसव के बाद गर्भाशय की शुद्धि होती है।
- बबूल की गोंद देशी घी में तलकर शक्कर की चाशनी में डालकर खिलाएँ। इससे स्त्रियों को प्रसूति के बाद सेवन करने से उनके शरीर को शक्ति मिलती है।
- प्रसूता महिलाओं की कमजोरी, संधिवात, जोड़ों के दर्द के लिए मेथी के बीज का चूर्ण मिलाकर खोए की मिठाई बनाएँ। 15 ग्राम की मात्रा प्रात: दूध से दें।

- प्रसूता स्त्रियों को अजवायन देने से उन्हें भूख लग जाती है, अन्न पच जाता है तथा कमर का दर्द भी कम हो जाता है।
- शिशु जन्म के बाद प्रसूता के पेट में निरन्तर दर्द उठता है। कभी-कभी तो वह उस दर्द को बर्दाश्त भी नहीं कर पाती, ऐसी स्थिति में नारियल घिस कर उसे गुड़ के साथ मिलाकर खिलाइए।
- बच्चा पैदा होने के बाद की दुर्बलता को दूर करने में सिंघाड़े का हलवा अत्यन्त प्रभावी है।
- प्रसूता को अजवायन देने से गर्भाशय अपनी पूर्वावस्था में शीघ्र आ जाता है। गर्भाशय में वायु की विकृति नहीं होती तथा दुग्ध का उत्पादन अच्छा होता है। शरीर फूलता नहीं, उदर में वायु (गैस) नहीं बनती, कब्ज नहीं रहती। अन्न का पाचन अच्छी तरह से होता है। भूख खुलकर लगती है। अपान वायु की क्रिया ठीक से होती है। कमर में दर्द नहीं होता, गर्भाशय में कीटाणु नहीं होते तथा धनुर्वात (टिटेनस) की बीमारी नहीं होती। प्रसूतावस्था में किसी-किसी महिला के अशुद्ध रक्त गिरना बन्द हो जाता है। जिससे पेट फूल कर उदर एवं गर्भाशय में मक्कल शूल प्रारम्भ हो जाता है। उन महिलाओं को दशमूल क्वाथ (काढ़ा) के साथ अजवायन देने से शूल बन्द हो जाता है।
- प्रसूति अवस्था में योनि मार्ग में अजवायन की धूनी देने से योनि तथा गर्भाशय में कीटाणुओं का प्रवेश नहीं होता, धनुर्वात (टिटेनस) की बीमारी नहीं होती।
- बच्चे को जन्म देने के बाद प्रसूता के यौनांग घाव के समान होते हैं। हवा लगने पर कई तरह के रोग लग जाते हैं। आक के किलो भर पत्ते पाँच लीटर पानी में उबालकर उसकी भाप प्रसूता के कूल्हों पर डालें। यह सब बन्द कमरे में करें। एक सप्ताह तक रोज पाँच-दस मिनट के लिए भाप दिलाएँ। पसीना आएगा और विकार निकल जाएगा। प्रसूता को कोई रोग नहीं होगा।
- प्रसव के बाद हींग का सेवन करने से गर्भाशय की शुद्धि होती है तथा हींग गर्भाशय-संकोचक का कार्य करती है।
- प्रसव के बाद महिलाओं का शरीर आमतौर पर शिथिल हो जाता है। पहले जैसी फिटनेस को वापस पाने के लिए मेथी से ज्यादा मददगार और कोई नहीं। प्रसूति काल में मेथी को अन्य चीजों के साथ मिलाकर, किसी भी रूप में नियमित खिलाने से गर्भाशय शुद्ध होता है, भूख लगती है, दस्त साफ आता है।
- काले तिलों को नारियल, अजवाइन व सोंठ के साथ हल्का-सा कूट कर बार-बार चबाकर खाने से प्रसूता में नई शक्ति का संचार होता है।
- काले और सफेद तिलों को पीसकर गुड़ के साथ हलुआ बना कर खिलाने से प्रसूता स्त्रियों में बल-वृद्धि होती है। इस प्रयोग से वे किसी भी संक्रामक रोग से पीड़ित नहीं हो सकतीं।

- शिशु जन्म के पश्चात् यदि गर्भ में किसी प्रकार की खराबी रह गई हो, गर्भाशय ठीक से स्वच्छ न हुआ हो तो गरम दूध के साथ एक चम्मच तिलों का कुछ दिनों तक सेवन करने से लाभ होगा।
- तिल के महीन चूर्ण को दूध की मलाई, ग्लिसरीन और कैस्टर ऑयल मिलाकर मालिश करने से प्रसूता के अंगों में नई शक्ति-संचार के साथ निखार भी आता है।
- तिल से तेल निकालने के बाद जो खली बचती है थोड़ी-सी खली लें हल्दी, ग्लिसरीन, जौ का आटा व थोड़ा-सा तेल मिलाकर इसका उबटन करें। इस उबटन से प्रसूता का शरीर पुष्ट होता है तथा शिशु जन्म के पश्चात् त्वचा सिमट जाने से प्रसूता के पेट पर जो धारियाँ पड़ जाती हैं वे भी इस उबटन से धूमिल पड़ जाती हैं तथा पूरे शरीर के अंगों में इस उबटन से नया निखार भी आता है।
- गोरखमुण्डी और खस के काढ़े से चौथे, छठे व आठवें दिन स्नान कराएँ।
- दसवें महीने में स्त्रियों को सोंठ पकाकर ठण्डा किए हुए दूध का प्रयोग करने से गर्भस्राव नहीं होता।
- प्रसव के तुरन्त बाद स्त्रियों को सोंठ पाक दिया जाए तो यह गन्दा खून निकाल कर शरीर की शक्ति को बनाए रखता है। सोंठ के महीन चूर्ण को घी में सेकें। जब आधा सिक जाए तब चीनी मिला लें और नीचे उतार लें। यह पाक प्रसूता के लिए सभी दृष्टि से लाभप्रद है।
- सोंठ का चूर्ण, चीनी, बादाम सबको कूटकर प्रसूता को देने से उसके हर प्रकार के दर्द दूर हो जाते हैं।
- सोंठ और कायफल—दोनों समभाग में लेकर कूट-पीसकर चूर्ण बना लें। आधा ग्राम से 1 ग्राम तक दवा ताजा पानी से दें। प्रारम्भ में आधा-आधा घण्टे से फिर एक-एक घण्टे से और फिर तीन-तीन घण्टे से दवा दें। केवल 2-3 दिन दवा देना पर्याप्त है। इसके सेवन से प्रसूता का ज्वर, शरीर का दर्द, श्वासकास आदि विकार शीघ्र ठीक हो जाते हैं। इससे प्रसूता का गर्भाशय शुद्ध हो जाता है।
- गर्भिणी के छाती, पेट व नाभि के नीचे तुलसी के बीजों को पीसकर लेप करने से दरारें और खुजली (जो गर्भावस्था में पेट फूलने के कारण पड़ जाती हैं) मिट जाती हैं। यदि कपूर और तुलसी मिल जाए तो वह विशेष हितकारी है।

प्रसव वेदना

- प्रसव पीड़ा के समय तुलसी के पत्तों का रस पिलाने से पीड़ा नहीं होती तथा प्रसूति सरलता से हो जाती है।
- गर्भावस्था के अन्तिम चार महीनों में नमक कम-से-कम खाने से प्रसव पीड़ा कम होती है।

- डिलीवरी में समय लग रहा हो तो बथुआ के पन्द्रह ग्राम बीज आधा किलो पानी में उबालें। जब एक कप रह जाएँ तो छानकर प्रसूता को पिलाएँ। बिना कष्ट के जल्दी ही बच्चा हो जाएगा।
- गर्भस्राव के बाद यदि योनि से रक्त बहना बन्द न होता तो, सिरके को पानी में मिलाकर उसमें रूई भिगोकर योनि के अन्दर रख लें। रक्तस्राव बन्द हो जाएगा। दिन में छह बार पट्टी बदलें तो एक ही दिन में रक्तस्राव रुकने की आशा है।
- लाल घूँघची (चिरमठी) 3 नग लेकर बारीक पीस लें। फिर थोड़ा-सा पुराना गुड़ मिलाकर दोनों को खूब घोंटें और तीन गोलियाँ बना लें। इन तीनों गोलियों को एक साथ गुनगुने पानी से खिला दें। यदि स्त्री दर्द से परेशान हो रही हो और बच्चा पैदा न हो रहा हो तो दवा से 10 मिनट में बच्चा बाहर आ जाएगा।
- चुम्बक पत्थर को रेशमी कपड़े में बाँधकर स्त्री के बाएँ हाथ में पकड़ा देने से कुछ ही देर में बच्चा सरलता से पैदा हो जाता है। परीक्षित है।
- प्रसव कष्टप्रद होता हो तो 6 ग्राम हल्दी पिसी हुई गरम दूध में मिलाकर सुबह-शाम कुछ दिन व नवें महीने में पिलाएँ।
- प्रसवकाल के अन्तिम भाग में जबकि कोई यांत्रिक अवरोध न रहे, जरायु की क्रियाहीनता के कारण विलम्ब होता हो, उस हालत में शीघ्रता से प्रसव कराने के लिए चीनी का प्रयोग उपयुक्त होता है। 25 ग्राम चीनी जल में गलाकर आधा घण्टे के अन्तर से कई बार देना चाहिए।
- एक बाजरे के दाने के बराबर हींग एक गुड़ के टुकड़े में रखकर निगल जाएँ। दो घूँट से अधिक पानी न पीएँ शीघ्र ही प्रसव बिना कष्ट के होगा।
- देर से प्रसव होने से बेचैन, उत्तेजित महिलाओं को तेज कॉफी देने से लाभ होता है।
- एरण्ड का तेल (Castor Oil) नाभि पर लगाएँ। इससे प्रसव शीघ्रता से, सरलता से होगा।
- यदि चौथे माह से बच्चा होने तक अर्थात् नौ महीने तक गर्भिणी एक नीबू की शिकंजी नित्य पिया करे तो प्रसव सरलता से बिना कष्ट के होगा।
- प्रसव पीड़ा को पूर्णत: तो समाप्त नहीं किया जा सकता, लेकिन प्रसव पीड़ा के समय को कम किया जा सकता है। इसके लिए गर्भावस्था में नित्य खुली ताजा हवा में घूमने जाएँ। गर्भावस्था के आठवें महीने में रात को दस बादाम और 15 मुनक्का दोनों को अलग-अलग पानी में भिगो दें। प्रात: मुनक्का को गाय या भैंस के घी में तल (Fried कर) लें। इसे एक गिलास गरम दूध में डालकर खाएँ और दूध पी जाएँ। बादाम भी छीलकर साथ में खाएँ। यह क्रम जब तक प्रसव हो नहीं जाए तब तक चालू रखें। जब प्रसव पीड़ा आरम्भ हो जाए तो पेट को गरम पानी से धोएँ, स्पंज करें। ऐसा करने से प्रसव शीघ्र एवं पीड़ा कम होगी।

- दर्द शुरू होते ही 10 ग्राम सोंठ और 50 ग्राम शहद मिलाकर चटाएँ।
- लौकी बीस ग्राम भाप में उबालें। फिर निचोड़ कर गाढ़ा-गाढ़ा रस निकाल कर 30 ग्राम शहद में मिलाकर पिलाने से प्रसव जल्दी व आसानी से होगा।
- पचास ग्राम आँवले को दो सौ ग्राम पानी में इतना उबालें कि आधे से भी कम रह जाए। इसमें तीस ग्राम शहद मिलाकर पिला दें। बच्चा आसानी से पैदा हो जाएगा।
- प्रसव के समय पीड़ा में राहत पहुँचाने के लिए बन्दगोभी के ताजे पत्तों का रस विशेष रूप से उपयोगी है।
- गर्भवती स्त्रियाँ यदि सुबह दूध के साथ अंजीर का सेवन करें तो प्रसूति के समय की पीड़ा ज्यादा नहीं सहनी पड़ती और प्रसव जल्दी हो जाता है।
- प्रसव के समय मकोय की जड़ पीसकर नाभि के नीचे लेप करने से प्रसव आसानी से हो जाता है।
- प्रसव के समय होने वाली पीड़ा को कम करने के लिए गाजर के बीज और उसके पत्तों का क्वाथ पिलाया जाता है।
- गाजर के बीजों की धूनी देने से प्रसव वेदना कम होकर सरलता से प्रसव होता है। इसके बीजों को गर्भाशयस्थ वेदना में भी देते हैं।
- अपामार्ग की जड़ कमर में बाँधने से स्त्रियों को सुखपूर्वक प्रसव होता है।
- स्त्री की नाभि, पेडू पर पिठवन की जड़ पीसकर लेप करने से प्रसव शीघ्र होता है।
- नारियल का गोला और मिश्री खाने से प्रसव का दर्द सहनीय बन जाता है।
- प्रसूति में तकलीफ हो रही हो तो पेडू (नाभि और उपस्य के बीज) पर रुई का चूर्ण मलिए। प्रसूति सुलभ हो जाएगी।
- प्रसूति के समय ताजे गोबर (1-2 घण्टे के भीतर का) को कपड़े में निचोड़ कर एक चम्मच रस पिलाने से प्रसूति शीघ्र हो जाती है।
- नीम अथवा बिजौरे की जड़ कमर में बाँधने से प्रसव सरलता से हो जाता है।
- तुलसी के बीजों को कुछ देर तक जल में भिगो दें। जब सारा जल लुआबदार हो जाए तो उसे अच्छी तरह मर्दन कर मिश्री मिलाकर पान करने से प्रसव के समय तथा उसके बाद होने वाली वेदना शान्त हो जाती है।
- गर्भिणी की कमर में तुलसी की जड़ बाँधने से प्रसव वेदना कम होती है और प्रसव सरलता से हो जाता है।

गर्भ–रोग

- सन्तान होने के बाद नारियल का गूदा खिलाने से स्त्री की गर्भाशय की पीड़ा शान्त होती है।

- स्त्रियों की नाभि, पेडू पर पिठवन की जड़ पीसकर लेप करने से शीघ्र प्रसव होता है।
- अपामार्ग की जड़ कमर में बाँधने से स्त्रियों को सुखपूर्वक प्रसव होता है।
- फालसे की जड़ पीसकर नाभि, बस्ति (पेडू) और भग पर लेप करने से मरा बच्चा पेट से निकल जाता है।
- मजीठ का काढ़ा पीने से प्रसव के बाद अटका खून निकल जाता है।
- भुनी हुई हींग का चूर्ण घी में मिलाकर खाने से सन्तान सुख से पैदा होती है।
- शरीफा अर्थात् सीताफल के बीजों के चूर्ण का योनि पर लेप करने से सुखपूर्वक प्रसव होता है।
- कलमीशोरा 5 ग्राम से 10 ग्राम तक गरम पानी के साथ खाने से मरा हुआ बच्चा तुरन्त बाहर निकल आता है।
- राई के चूर्ण के साथ भुनी हींग खाने से गर्भिणी के पेट से बच्चा सुखपूर्वक बाहर आ जाता है।
- गूलर की जड़ का काढ़ा पीने से गर्भस्राव रुकता है।

गर्भ–धारण–योग

- गाय के दूध के साथ समुद्रफल का चूर्ण खाने से स्त्री गर्भ धारण करती है।
- सहदेवी की जड़ पीस कर मासिक धर्म के समय पीने से स्त्री गर्भ धारण करती है।
- इन्द्रायन की जड़ बेलपत्र के साथ पीने से स्त्री गर्भ धारण करती है।
- नाग केसर का फूल और कमल की डंठल को पीसकर दूध के साथ सेवन करने से स्त्रियों का गर्भस्राव बन्द होकर उनमें गर्भ धारण शक्ति आ जाती है।
- मासिक-धर्म से शुद्ध होकर दस ग्राम कायफल खाकर ऊपर से ताजा गौ का दूध नित्य सेवन करने से स्त्री की गर्भ धारण शक्ति प्रबल होती है।
- गुड़ 10 ग्राम और बिजौरा नीबू का बीज 5 ग्राम को पीस कर गोली बनाकर मासिक धर्म होने के समय एक गोली चार दिनों तक खाने से स्त्री गर्भ धारण करती है।
- धतूरे की जड़ रविवार को उखाड़कर गर्भवती स्त्री यदि कमर से बाँध लेती है तो गिरता हुआ गर्भ भी रुक जाता है।
- पुत्रोत्पत्ति अर्थात् बालक या लड़का चाहने वाली स्त्री को शुक्लपक्ष में ही पति-सहवास करना चाहिए।

गौरवर्ण संतान

- गर्भाधान से पहले तीन-चार महीने तक दूध के साथ रात्रि में एक ग्राम बंसलोचन नित्य लेने से बच्चा गौरवर्ण का और हृष्ट-पुष्ट उत्पन्न होगा।

- गर्भवती स्त्री को पहले महीने से आठवें महीने तक रोज दो संतरे दोपहर में खिलाने से बच्चा सुन्दर और गौरवर्ण होता है।
- कच्चे नारियल (न मिले तो सूखा नारियल) की गिरी मिश्री के संग चबा-चबाकर खाते रहने से सन्तान अवश्य गोरी होगी।
- गर्भावस्था में नौ मास तक नित्य भोजन के बाद सौंफ चबाते रहने से संतान गौरवर्ण की होती है।
- गर्भावस्था के दौरान ताजा अंगूरों का 60 ग्राम रस दिन में दो बार नित्य पिलाया जाए तो बच्चा स्वस्थ, बलवान और सुंदर होगा। साथ ही माँ भी स्वस्थ रहेगी।
- रोजाना नाश्ते में आँवलों का एक मुरब्बा खाते रहने से बच्चा गोरा और स्वस्थ होगा।
- नित्य एक नारियल का पानी गर्भावस्था में पीते रहने से सुन्दर सन्तान प्राप्त होती है।
- गर्भावस्था के प्रारम्भिक एवं अन्तिम माह में सवा-सौ ग्राम कच्ची लौकी 70 ग्राम मिश्री के साथ प्रतिदिन खाने से गर्भस्थ शिशु का रंग निखर जाएगा।

दूध-वृद्धि—वक्ष-स्तन

- शतावर और मुलैठी—इसका महीन चूर्ण बराबर मात्रा में मिला लें। एक चम्मच चूर्ण शहद में मिलाकर चाट लें और ऊपर से मिश्री मिला ठण्डा दूध एक गिलास पी लें। यह प्रयोग शिशु को दूध पिलाने वाली माता, कमजोर शरीर की महिला, मूत्रविकार और सोमरोग से ग्रस्त महिला के लिए गुणकारी है। इस प्रयोग के लगातार सेवन से दुबली-पतली कमजोर स्त्री हृष्ट-पुष्ट बन सकती है।
- छोटी पीपल के 5 दाने पीस कर दूध के साथ लेने चाहिए। दूध, दलिया अधिक मात्रा में खाना चाहिए। घी, दूध के साथ लहसुन अधिक सेवन करने से स्तनों का अशुद्ध दूध शुद्ध हो जाता है। केसर को जल में पीसकर प्रसूता के स्तन पर लेप करने से दूध में वृद्धि होती है।
- प्रसूतिकाल में अगर स्तनों में दूध की गाँठें जमकर पीब पैदा होने लगे तो ऐसे समय मोगरे के फूल परम हितकर होते हैं। इसके लिए प्रत्येक चार-चार घण्टों पर दस ग्राम मोगरे के फूलों को पानी के साथ पीसकर पुल्टिस बनाइए। इस पुल्टिस को स्तनों पर बाँध दें। इस प्रयोग से स्तनों में जमी हुई दूध की गाँठें बिखर जाएँगी। स्तनों की सूजन कम होने लगेगी, साथ ही मवाद पैदा होने की प्रक्रिया समाप्त हो जाएगी।
- कई बार प्रसूता महिलाओं में प्रसव के बाद दूध नहीं उतरता अथवा बहुत कम आता है। जिससे शिशु का पेट नहीं भरता तो ऐसी महिलाओं को अपने भोजन में पका हुआ पपीता प्रतिदिन लेना चाहिए, इससे दूध की मात्रा बढ़ती है।

- कभी-कभी शिशुओं को स्तनपान कराने वाली महिलाओं के पर्याप्त दूध नहीं होता। यदि जीरे को भिगोकर, पीसकर उसका हलवा खाएँ तो दूध की मात्रा बढ़ जाती है।
- दूध पिलाने वाली माँ का दूध यदि दूषित हो जाए व बच्चे की तबियत माँ के दूध के कारण बिगड़ने लगे तो माँ को कुछ दिनों तक करेले की सब्जी खानी चाहिए। जिससे दूध शुद्ध हो जाता है।
- नियमित चुकन्दर सेवन करने से माताओं के दूध में वृद्धि होती है।
- स्तनों के विकास के लिए तैरना सबसे अच्छी क्रिया है क्योंकि इससे हाथ ऊपर-नीचे बार-बार जाते हैं।
- अनार का छिलका पीस कर स्तनों पर 7 दिन लेप करने से स्तनों में कसाव आता है।
- एक अंडा फेंट कर उसमें नीबू का रस व डेढ़ चम्मच बेसन मिलाकर ढीले स्तनों पर लगाएँ व सूखने दें। इससे स्तनों की ढीली हुई माँसपेशियाँ तन जाएँगी।
- राई पीस कर गुनगुने पानी में घोलकर स्तनों पर लगाने से भी स्तनों में कसाव आता है।
- हाइड्रोथेरेपी स्तनों का आकार बढ़ाने में सहायक होती है। ठण्डा पानी स्तनों के ऊपर छिड़कने से स्तनों में थोड़ा कसाव व उभार आता है। नहाने के बाद वक्षों के ऊपर बरफ रगड़ने से या बर्फ के पानी के छींटे डालने के बाद आप वास्तव में यह बदलाव देख सकती हैं।
- गज पिप्पल, अश्वगंधा, बच—इनको जल में पीसकर कनेर के पत्तों को मक्खन में मिलाकर लेप करने से स्तन विकसित होते हैं।
- बला और हर्स्तिबला के चूर्ण को भैंस के मक्खन में मिलाकर लेप करने से कुच कठोर होते हैं।
- अपने दैनिक आहार में लहसुन का समावेश करने पर करीब 70 प्रतिशत तक स्तन-कैंसर होने की संभावना कम हो जाती है।
- स्तनों को दृढ़ बनाने के लिए बादाम के तेल में दूध मिलाकर फेंटने के बाद धीरे-धीरे गोलाई में मालिश करना लाभप्रद रहता है।
- प्रतिदिन जैतून के तेल और बादाम के तेल को मिलाकर दोनों स्तनों पर बारी-बारी गोलाई में हथेली घुमाते हुए मालिश करें।
- भारी स्तन होने पर पाउडर से मालिश करके 20 मिनट बाद अधिक नमक मिले ठण्डे पानी से स्नान करें।
- कपड़े को हल्का गरम करके उसकी सिकाई से स्तन बढ़ते हैं।
- नल के नीचे तेज बहते हुए पानी की धार को स्तनों पर गिराने से स्तन बढ़ते हैं।

- जैतून के तेल में एक चम्मच सिरका मिलाकर स्तनों पर नीचे से ऊपर व गोलाई में हथेली से मालिश करें।
- एक अनार, छाल व अंदाज से थोड़े-से पत्ते लेकर सबको पीस लें। फिर इन्हें पानी में इतना भिगो दें कि पानी इस मिश्रण से थोड़ा ऊपर रहे। दूसरे दिन इसको एक-दो उबाल आने तक पका लें। फिर जितना पानी शेष रहे उसका चौथाई भाग कड़वा तेल डालकर फिर इतनी देर पकाएँ कि तेल ही शेष रह जाए। फिर छानकर शीशी में भर लें। इस तेल को स्तनों पर नीचे से ऊपर की ओर मालिश करें। इससे स्तनों में कसाव आएगा तथा आश्चर्यजनक लाभ होगा।
- ढीले व बेडौल स्तनों के लिए बरगद के दूध को स्तनों पर लगाकर मालिश की जाए तो स्तन पुष्ट, सुडौल, कठोर और उन्नत बने रहेंगे। सप्ताह में एक बार ऐसा करना लाभप्रद है।
- नीबू-रस में शहद मिलाकर दुखते स्तनों पर मलें। खाने को दस ग्राम काली मिर्च, पाँच ग्राम हल्दी और दो ग्राम दालचीनी पीस कर तीन-तीन खुराकें बना लें। बीस ग्राम शहद में एक मात्रा घोलकर पिला दें। तीन-तीन घण्टे बाद सेवन करते रहें। तीन दिन (पकाव व विकार) में चैन आ जाएगा।
- सफेद जीरा, सौंफ, मिश्री—तीनों समभाग में लेकर चूर्ण बना लें। एक चम्मच की मात्रा दूध के साथ दिन में तीन बार लें। खूब दूध उतरेगा। पपीते के दूध की 5 बूँदें, शहद 5 ग्राम मिलाकर नियमित सेवन करें। यह मातृ दूध में वृद्धि करता है।

सिरदर्द

- सिरदर्द में बेल पत्र के रस से भीगी पट्टी माथे पर रखें। पुराना सर दर्द होने पर ग्यारह पत्तों का रस निकाल कर पी जाएँ। गर्मियों में इसमें थोड़ा पानी मिला लें। कितना ही पुराना सिरदर्द हो, ठीक हो जाएगा।
- सुई की नोक से एक काली मिर्च को छेद कर दीये की लौ से काली मिर्च को जलाएँ। जब धुँआ उठने लगे तो इस धुएँ को नाक से साँस खींच कर ऊपर तक चढ़ाएँ तो सिरदर्द में आराम होता है। इस प्रयोग से हिचकी आना भी बन्द होता है।
- सिरदर्द में पोदीने की पत्तियों को पीसकर गरम करके सिर पर बाँधने से राहत मिलेगी।
- आधासीसी में काली मिर्च को घी में घिसकर नाक में टपकाने से सिरदर्द में लाभ होता है।
- मेहँदी का तेल बालों के लिए बड़ा हितकारी है, जिनके सिर में पित्त के कारण दर्द बना रहता है अथवा जिनके बाल असमय ही सफेद होने लगते हैं उन्हें मेहँदी का तेल प्रयोग करना चाहिए।

- आम की गुठली और छोटी हरड़ को दूध में घिसकर लेप करने से सिरदर्द मिटता है।
- काली मिर्च को पीस कर खूब महीन चूर्ण कर लें। इस चूर्ण को गुड़ में मिला कर मटर के बराबर गोलियाँ बना लें। दिन में 3 बार 2-2 गोली निवाए जल के साथ लेना चाहिए।
- एक मुनक्का लें, इसके बीज निकाल कर बीचों-बीच में एक रत्ती कपूर रख दें या एक साबुत राई रख दें। प्रात: सूर्योदय से पहले उठकर कुल्ले करके दाँत-मुँह साफ कर लें और यह मुनक्का ताजे पानी के साथ निगल जाएँ। यह प्रयोग 2-3 दिन प्रात: एक बार करें। आधासीसी का दर्द होना बन्द हो जाएगा। कई बार तो एक ही बार के प्रयोग से ही रोगी को लाभ होते देखा है। अनेक बार परीक्षित है।
- 'अमृतधारा'—की 4 बूँदें बताशे पर टपका कर खा लें। रूमाल पर 1-2 बूँद टपका कर सूँघते रहें। लाभ न हो तो घण्टे भर बाद एक खुराक और खा लें।
- चन्दन को पत्थर पर पानी डालकर घिसें और जरा-सा कपूर डालकर माथे पर लेप करें।
- गर्मियों में सिर चकराता हो तो आँवले का शर्बत पीजिए। तुरन्त राहत मिलेगी।
- तुलसी के पत्ते के रस में थोड़ा-सा कपूर मिलाकर लगाने से सिरदर्द ठीक हो जाता है।
- दालचीनी को पीसकर माथे पर लेप करने से सिरदर्द दूर हो जाता है।
- जुकाम के कारण यदि सिरदर्द हो तो दोनों पैरों को गरम पानी में रखने से आराम मिलेगा।
- रात को बादाम की गिरी भिगोकर रखें, प्रात: उसे पीसकर तथा घी में भून कर गरम पानी में मिलाकर पी लें, इससे पुराना सिरदर्द भी ठीक हो जाएगा।
- सौंठ, एक ग्राम अफीम तथा दो लौंग गरम करके लेप करने से सर्दी का सिरदर्द मिटता है।
- गरमी के कारण यदि सिरदर्द हो तो लौकी का गूदा निकाल कर खूब बारीक करके माथे पर लेप करें, घण्टे भर में ही सिरदर्द दूर हो जाएगा।
- सिरदर्द में कान में 2-3 बूँदें नीबू का रस गरम करके डालने से तुरन्त ठीक होता है।
- गुड़ को पानी में छान कर पीने से सिरदर्द में लाभ होता है।
- मगज बादाम का लेप माथे पर करने से आराम होता है।
- बारहसिंघा का सींग चंदन की तरह घिस कर सिर में लेप करने से सिरदर्द दूर होगा।
- तुलसी के पत्तों को पीसकर लेप करने से सिरदर्द में आराम मिलेगा।

- सूखे आँवले करीब दस दिन सरसों के तेल में डुबो कर रखें, फिर वह तेल सिर में लगाने से सिरदर्द दूर हो जाएगा।
- काली मिर्च, लौंग, पीपल पीसकर हल्का गर्म करें, इसको नाक में टपकाने से सिरदर्द दूर होगा।
- एक कप दूध में पीसी इलायची मिला कर पीने से सिरदर्द ठीक हो जाएगा।
- प्रात: खाली पेट जलेबियाँ दूध में डालकर खाएँ, सिरदर्द ठीक हो जाएगा।
- हरड़, बहेड़ा, आँवला, हल्दी, नीम की छाल और गिलोय—इनका काढ़ा बनाकर पीने से पुराना और भयंकर सिरदर्द भी ठीक हो जाता है।
- काफी पुराना सिरदर्द का रोग हो तो प्रात: खाली पेट एक मीठा सेब काटकर, नमक लगाकर, दस दिनों तक सेवन करें। दर्द दूर हो जाएगा।
- सूर्य निकलने के साथ ही जिनका सिरदर्द शुरू हो जाता है। उन्हें दर्द से पहले दस ग्राम गुड़ तथा पाँच ग्राम घी मिलाकर खाना चाहिए।
- सर्दी-जुकाम में सिरदर्द में साबुत धनिया तथा मिश्री का काढ़ा पीने से लाभ होगा।
- छुहारा या पिंड खजूर की गुठली पानी में घिसकर माथे पर लेप करने से सिरदर्द दूर होगा।
- पेट-गैस के कारण यदि सिर में चक्कर आता हो तो गरम पानी में नीबू निचोड़ कर पीने से तुरन्त आराम होगा।
- सिरदर्द के समय जिस नथुने से साँस चल रही हो उसे रूई से बन्द करके दूसरे नथुने में सरसों का तेल लगाकर धीरे-धीरे साँस लें। सिरदर्द गायब हो जाएगा।

आधे सिर का दर्द

- दही और चावल का सेवन दिन में दो बार करें।
- नौसादर के साथ हल्दी मिलाकर सूँघें, दर्द से मुक्ति मिलेगी।
- शुद्ध शहद में थोड़ा नमक मिलाकर चाटने से आराम मिलेगा।
- पुराने गुड़ में थोड़ा-सा कपूर मिलाकर सूर्योदय से पहले खाने से आराम मिलेगा।
- जिस भाग में दर्द हो, उसके दूसरे हिस्से में, नाक के छेद में एक बूँद शहद डालने से दर्द दूर होगा।
- लौंग पीसकर, हल्का गरम करके, जिस भाग में दर्द हो उसमें लगाएँ।
- बड़ी इलायची का छिलका खूब पीसकर हल्का गरम करके सिर में लगाने से दर्द मिटेगा।
- रीठे को पानी में पीसकर नस्य देने से आधासीसी का दर्द मिट जाएगा।
- केसर को घी में पीसकर सूँघने से आधासीसी दर्द चला जाएगा।
- गाजर के पत्तों को पानी में उबाल कर, उस पानी को ठंडा करके नाक और कान में डालने से पुराने-से-पुराना आधे सिर का दर्द दूर हो जाएगा।

- बादाम के तेल में केसर मिलाकर दिन में 3 बार सूँघने से दर्द कम हो जाएगा।
- पुरानी रुई का धुआँ नाक से खींचने से आधे सिर के दर्द में आराम मिलेगा।
- आधासीसी का दर्द हो तो सिरस के बीजों को पीसकर नाक में 2-3 बूँदें टपकाएँ। थोड़ी ही देर में सिरदर्द ठीक हो जाएगा।
- सिरस के फूलों को गीले रूमाल में लपेटकर सूर्योदय से पहले सूँघें। सिरदर्द होगा ही नहीं।
- सिरस के बीज पीसकर सूँघने से सिरदर्द ठीक हो जाएगा।
- सिरदर्द हो तो ताजे भुने चने पोटली में बाँधकर नाक से सूँघिए तथा माथे पर भी फेरिए।
- गाय का ताजा घी प्रात:-सायं नाक में चढ़ाने से नाक से खून का गिरना और आधासीसी जड़ मूल से नष्ट हो जाता है।
- जिधर के भाग में दर्द हो उधर के नथुने में 10 बूँदें कड़वा (सरसों का) तेल डालकर सुँघाने से दर्द एकदम बन्द हो जाता है। दो-चार दिन इस प्रकार करने से दर्द सदा के लिए मिट जाता है।
- जिस ओर दर्द हो उस ओर के कान में कागजी नीबू के रस की 3-4 बूँदें डाल दें। दर्द तुरन्त मिट जाएगा।
- सवेरे (सूर्योदय से पूर्व) उठकर हरे (कच्चे) अमरूद तोड़ें और सिल पर रगड़कर लुगदी (Pulp) बना लें। मस्तक के उतने स्थान पर इसका लेप करें, जितने पर दर्द हो रहा है। दो ही दिन में लाभ होगा।
- प्याज के रस में घी मिलाकर चाटने से सिरदर्द दूर होता है।
- सिर पर चन्दन एवं कपूर घिसकर लगाने से तुरन्त आराम मिलता है।
- ललाट पर पीली मिट्टी को ठण्डे पानी में पीसकर लेप करने से तुरन्त लाभ मिलता है।
- कपूर कचरी एवं केशर पीसकर ललाट पर लगाने से अविलम्ब लाभ मिलता है।
- लाल चन्दन को घिसकर ललाट पर लगाने से लाभ मिलता है।
- आँवला एवं हल्दी पीसकर ललाट पर लगाने से तुरन्त ही आराम मिलता है।
- सोंठ, पीपल, काली मिर्च दस-दस ग्राम कूट पीसकर सौ ग्राम गुड़ मिला दें। मटर के बराबर गोली तीन-तीन घण्टे से चबाकर पानी से लें। सिरदर्द में आराम आ जाएगा।
- अंगारे पर पिसी हुई हल्दी डालकर नाक से उसका धुँआ खींचे। छींकें आएँगी, कफ निकल जाएगा। आधासीसी का दर्द ठीक हो जाएगा।
- दो ग्राम अदरक और दो ग्राम नीबू के रस में सेंधा नमक मिलाकर बड़े चम्मच में गरम करें। ठण्डा होने तक नथुनों में उसकी भाप दें। छींकें आएँगी सिरदर्द ठीक हो जाएगा।

- लहसुन की चार-छह कलियाँ पीसकर घी या वैसलीन में मिलाकर कनपटी पर मलें फिर चाय पीकर सो जाएँ। सिरदर्द ठीक हो जाएगा।
- तुलसी की छोटी-सी बौर लेकर छाया में सुखा दें। बारीक पीस लें। दो ग्राम चूर्ण शहद में मिलाकर चाटें। आधासीसी का दर्द ठीक हो जाएगा।
- सिरदर्द हो तो आँवले का रस पिएँ तथा इसका रस सिर पर लगाएँ।
- तुलसी का रस कनपटी पर लगाएँ। तुलसी का रस नाक में टपकाएँ। सिरदर्द ठीक हो जाएगा।
- पच्चीस तुलसी दल, दस काली मिर्च, लहसुन की दस कलियाँ पीसकर मिलाएँ। शीशी में भर लें। 15-15 मिनट में जोर से सूँघें, पुराना सिरदर्द ठीक हो जाएगा।
- सिरदर्द होने पर बड़ी इलायची के दाने पीसकर, पानी मिलाकर माथे पर लेप करें।
- सिरदर्द होने पर काली मिर्च घिसकर माथे पर लेप करें।
- सिरदर्द हो तो नाक, कान, नाभि और तलवों पर सरसों का तेल लगाएँ, लाभ होगा।
- मेहँदी के पत्तों को महीन पीस लें और माथे पर लेप करें तो सिरदर्द व आधासीसी के दर्द में आराम मिलेगा।
- पीपल के पंचांग के सत्व में मिश्री की चाशनी मिलाएँ। तीन ग्राम यह चटनी खाकर ऊपर से दूध पी लें, सिरदर्द ठीक हो जाएगा।
- आम की कच्ची हरी बौर को पानी में पीसकर रस निकाल लें। इस रस को नाक में टपकाएँ, आधासीसी का दर्द ठीक हो जाएगा।
- कतीरा गोंद को चने बराबर टुकड़े कर लें। पौन गिलास में डेढ़-दो चम्मच गोंद रात को भिगो दें। सुबह फूल जाएगा। इसमें आधा कप दूध और मिश्री मिलाकर खाने से आधासीसी के दर्द में लाभ होगा।
- पाँच ग्राम सोंठ, एक टिकिया कपूर पीस लें फिर आक की पाँच बूँदें टपकाएँ। जिधर सिरदर्द हो उसी नाक में सूँघें। छींकें आएँगी नाक के रास्ते में जमा कफ निकल जाएगा।
- आँवला, हरड़, बहेड़ा की छाल, सोंठ, धनिया, बायविडंग—सब की बराबर मात्रा लेकर काढ़ा बना लें, जब एक चौथाई रह जाये तो छानकर पी लें। सिर दर्द दूर हो जाएगा।
- पुराना गुड़ 10 ग्राम, काले तिल 6 ग्राम को थोड़ा-सा दूध डालकर पीसते जाए। जो मरहम-सा तैयार हों, उसे पूरे मस्तक व कनपटियों पर भी लेन करे। सिर दर्द मिट जाएगा।
- गाजर और चुकन्दर के रस में नीबू निचोड़िए और पी जाइए। सुबह तक सिरदर्द ठीक हो जाएगा।

- सिरदर्द होने पर खेत की मिट्टी की पट्टी माथे पर रखने से दूर हो जाएगा।
- सिरदर्द हो तो गोपीचन्दन को घिसकर सारे माथे पर गाढ़ा लेप कर दीजिए।
- जमालगोटे के बीज को पत्थर पर घिसकर तुलसी के पत्ते अथवा मोमी कागज पर चवन्नी के बराबर टुकड़ा लेकर जिस ओर दर्द हो उधर की कनपटी पर लगाकर सुला दो। प्रातः गन्दे पानी का फफोला उभरा हुआ होगा। सुई से इसका पानी निकाल दें। दर्द बिल्कुल बन्द हो जाएगा। घाव पर मक्खन लगा दें।
- खाने के लिए उस्तेखद्दूस ताजा 3 ग्राम बारीक पीसकर शहद में मिलाकर चटाएँ। पहले ही दिन में आराम हो जाता है। सहस्रों का अनुभूत योग है। तेल, अचार, लस्सी, खटाई, चावल और केला न खाएँ।
- नौसादर पपड़िया 12 ग्राम को अत्यन्त बारीक करके एक बोतल पानी में घोलकर रख लें और बोतल पर 16 चिह्न (निशान लगा) लें। आधासीसी का दर्द आरम्भ होने से एक घण्टा पहले एक खुराक पिलाएँ, दर्द होते ही फिर दूसरी खुराक दें। यदि दर्द हर समय रहता हो तो प्रातः-सायं एक खुराक दें। हर प्रकार के आधासीसी के दर्द के लिए रामबाण है।
- खाने वाले तेज तम्बाकू के पत्तों को सुरमे की भाँति बारीक पीस लें, फिर जिस ओर दर्द हो उससे उल्टी ओर की आँख में एक सलाई अच्छी प्रकार लगा दें। आधासीसी के दर्द को दूर करने के लिए अद्वितीय है। एक बार लगाने से पूर्ण लाभ न हो तो एक सलाई पुनः लगा सकते हैं। यदि दूसरे दिन भी दर्द अनुभव हो तो उस दिन भी सलाई लगा सकते हैं। 2-3 घण्टे पश्चात् आँखों पर मक्खन लगा सकते हैं।
- सिरदर्द होने पर नीबू निचोड़ कर पीने से लाभ होता है। नीबू की पत्तियों को कूट कर रस निकाल कर रस को सूँघें। जिन्हें हमेशा सिरदर्द रहता है, वे यह उपाय करें। इससे सदा के लिए सिरदर्द ठीक हो जाएगा। नीबू की पत्तियों को सुखाकर प्रातः सूँघने व चाय पीने से चमत्कारिक फल होगा।
- नारियल की 25 ग्राम सूखी गिरी और इतनी ही मिश्री सूर्य उगने से पहले खाने से सिरदर्द बन्द हो जाता है।
- अंगूर का रस एक कप नित्य प्रातः सूर्य निकलने (सूर्योदय) से पहले पीने से आधे सिर का दर्द (आधासीसी का दर्द) ठीक हो जाता है।
- हाथी दाँत की कँघी को सिर में रगड़कर फेरने से सिरदर्द दूर होकर मस्तिष्क बलवान बनता है।
- रीठे का छिलका 10 ग्राम, पानी 240 ग्राम—रीठे को बारीक पीसकर पानी में मिला दें। फिर इस रीठे-मिले पानी को छानकर शीशी में रख लें। पुराना सिरदर्द हो तो दो-दो बूँद दोनों नथुनों में टपकाएँ। यदि आधे सिर में दर्द हो तो जिधर दर्द हो उससे उल्टे नथुने अर्थात् बाएँ भाग में दर्द हो तो दाहिने नथुने में और

दाहिने भाग में दर्द हो तो बाएँ नथुने में टपकाएँ। एक सप्ताह प्रयोग करें, सिरदर्द के लिए रामबाण है।

- नौसादर को पानी में घोलकर नाक में 2-2 बूँद डालें और रोगी को कहें कि उसे ऊपर की ओर सुड़कें। सिरदर्द के लिए अनुपम है।
- पिप्पली, काली मिर्च, मुलैठी, सौंठ—प्रत्येक 1 ग्राम—सबको बारीक पीसकर गाय के मक्खन में पकाएँ तथा इसकी नसवार लेने से सिर दर्द दूर होगा।
- उस्तेखद्दूस 10 ग्राम, धनिया 5 ग्राम, काली मिर्च 21 दाने—तीनों को कूट-पीसकर चूर्ण बना लें। तीन ग्राम दवा प्रतिदिन प्रातः ताजा पानी के साथ दें। सहस्रों रोगी स्वस्थ हुए हैं। सिरदर्द के लिए चमत्कारी दवा है।
- मदार (आक, अकौड़ा) के पत्तों का रस 2-2 बूँद दोनों नथुनों में टपकाएँ। पुराने सिरदर्द के लिए अचूक दवा है।
- छोटी इलायची के बीजों को अत्यन्त बारीक पीसकर नाक में फूँकें। छींकें आकर सिरदर्द दूर हो जाएगा।
- आकाशबेल 6 ग्राम को पानी में घोंटकर 10 मिनट तक थोड़ा-थोड़ा पिलाते रहें, दर्द का नाम भी नहीं रहेगा। यदि पानी के स्थान पर बकरी के दूध में घोटकर पिलाएँ तो सोने पर सुहागा है।
- सेब पर नमक लगाकर 20-25 दिन खाने से सिरदर्द में लाभ होता है; एक या दो सेव नमक लगाकर प्रातः भूखे पेट चबा-चबाकर नित्य खाएँ। इसके बाद गर्म पानी या गर्म दूध पीएँ। पुराना सिरदर्द भी ठीक हो जाएगा।
- उड़द की दाल भिगो कर पीसकर ललाट पर लेप करने से नकसीर व गर्मी से हुआ सिरदर्द ठीक हो जाता है।
- हर प्रकार का सिरदर्द, लू लगने के कारण सिरदर्द हो तो प्याज पीसकर पैर के तलुओं पर लेप करने से लाभ होता है। प्याज को काट कर सूँघने से भी सिरदर्द दूर होता है।
- चाहे आधे सिर का दर्द हो या कैसा भी दर्द हो, लहसुन पीसकर कनपटी पर, जहाँ दर्द हो लेप करने से दर्द मिट जाता है। लहसुन के लेप से त्वचा पर फफोले पड़ जाते हैं। अतः लेप करते समय सावधान रहना चाहिए। थोड़ी देर लेप करने के बाद धोकर जगह साफ कर देनी चाहिए। यदि आधे सिर का दर्द हो तो जिस ओर दर्द हो उस ओर के नथुने में दो बूँद लहसुन का रस डालें। हर दो घण्टे से दो कलियाँ लहसुन की चबाकर ऊपर से पानी पिलाएँ।
- पाँच लौंग पीसकर एक कप पानी में मिलाकर गर्म करें। आधा पानी रहने पर छान कर चीनी मिलाकर पिलाएँ। शाम और सोते समय दो बार लेते रहने से सिरदर्द ठीक हो जाता है।
- गहरी नींद में सोते हुए अचानक तेज सिरदर्द होता हो तो रात को सोते समय

पैर की तलियों के नीचे देशी घी की मालिश करके सोया करें, सिरदर्द ठीक हो जाएगा। परीक्षित है।

- आधे सिर में दर्द, जो सूर्य के साथ घटता-बढ़ता हो तो, सुबह-शाम घी सूँघें। सिरदर्द गर्मी से हो तो ठण्डा और बादी का हो तो गर्म घी से सिर की मालिश करें।
- जो सिरदर्द सूर्य के साथ बढ़ता और घटता है इस तरह के सिरदर्द को 'आधासीसी' कहते हैं। 'आधासीसी' का दर्द दही के साथ चावल खाने से ठीक हो जाता है। सिरदर्द आरम्भ होने से पहले नित्य सूर्योदय से पूर्व दही में चावल मिला कर खाएँ।
- सूखा धनिया दस ग्राम, गुठली रहित सूखा आँवला पाँच ग्राम रात को मिट्टी के पात्र में एक गिलास पानी में भिगो दें। प्रातः मलकर मिश्री मिलाकर छान कर पिलाएँ। यह सिरदर्द में हितकर है।
- सिरदर्द में खासकर पित्त की अधिकता से होने वाले सिरदर्द में धनियाँ पीसकर ललाट पर लेप करें, आशातीत लाभ होगा।
- आधे सिर में दर्द हो तो 12 ग्राम काली मिर्च चबा कर खाएँ और ऊपर से 30 ग्राम देशी घी पीएँ।
- तुलसी के पत्तों का रस और नीबू का रस समान मात्रा में पीने से सिरदर्द दूर होता है।
- सर्दी या गरमी किसी भी कारण से सिरदर्द हो, तेजपात डँठल सहित पीसकर हल्का गरम करके ललाट पर लेप कर दें। दर्द मिट जाएगा।
- एक चुटकी नमक जीभ पर रखें, दस मिनट बाद एक गिलास ठण्डा पानी पीएँ, सिरदर्द ठीक हो जाएगा।
- चौथाई कप जल में 3 ग्राम या तीन चने के बराबर नमक मिलाकर उस पानी को सूँघने से सिरदर्द में आराम होता है।
- सर्दी से सिरदर्द हो तो हींग गरम पानी में घोल कर लेप करें।
- हींग को पानी में घोलकर सूँघने से आधे सिर का दर्द ठीक हो जाता है।
- सिरदर्द होने पर दालचीनी को पानी में पीसकर ललाट पर लेप करने से लाभ होता है।
- यदि सिरदर्द सूर्य उदय के साथ बढ़े और सूर्य के ढलने के साथ कम होता जाए तो ऐसे सिरदर्द में सूर्य उदय होते समय सूर्य के सामने खड़े हो जाएँ और 150 ग्राम पानी में 60 ग्राम शक्कर मिलाकर धीरे-धीरे पीएँ। आधे सिर का दर्द ठीक हो जाएगा।
- चौथाई चम्मच तुलसी के पत्तों का चूर्ण शहद के साथ सुबह-शाम चाटने से लाभ होगा।

- यदि सिरदर्द गरमी के कारण हो तो तरबूज का गूदा मलमल के कपड़े में डालकर निचोड़ें और रस को काँच के गिलास में भर लें। इसमें मिश्री मिलाकर प्रातः पिलाएँ।
- तुलसी के पत्ते छाया में सुखाकर रख लें। इन्हें पीस लें। इसे सिरदर्द के रोगी को सुँघाने से पीड़ा शान्त होती है तथा पागलपन की उत्तेजना ठीक होती है।
- 7 ग्राम फिटकरी भस्म और ढाई ग्राम सोना गेरू को पीसकर गरम दूध के साथ पीकर सो जाएँ। सिरदर्द दूर हो जाएगा।
- आधे सिर में दर्द हो तो चौलाई और जटामाँसी के रस में गाय के घी-दूध की तरल नस्वार सूँघें।
- गेहूँ के आटे को ग्वारपाठे के रस में गूँध कर दो बाटियाँ बनाइए। बाटियों को उपले की आग पर सेक लीजिए। सिकने पर हाथ से दबा कर शुद्ध घी में डाल दीजिए। प्रातः सूर्योदय से पूर्व खाकर सो जाइए। 5-7 दिन सेवन करने से पुराने-से-पुराना सिरदर्द दूर हो जाएगा।
- कनेर की पत्ती उबाल पीस लें और मीठे तेल में मिलाकर लेप करें इससे दर्द जाता रहेगा।
- आधे सिर में दर्द हो तो शहद आधा चम्मच, नमक आधा चम्मच मिलाकर चाटें, आराम होगा।
- सिरस के फूल हर मौसम में नहीं आते, इसलिए मौसम में फूलों को छाया में सुखाकर पीस लें। जब भी आधा सिरदर्द हो इसका लेप कनपटी पर करें। सारा कफ नाक से बह जाएगा। ठण्डी तासीर की चीजें न खाएँ।
- आधा सिर के दर्द में चौलाई और जटामांसी के रस में गाय का घी और दूध डालकर उबालें। इतना उबालें कि पानी, रस सब जल जाएँ केवल घी रह जाए। इसकी तीन-चार बूँदें जिधर सिरदर्द है उस नाक में टपकाएँ। पूरे सिर में दर्द है तो दोनों नथुनों में टपकाएँ।
- सफेद चन्दन को गुलाब के अर्क में पीसकर माथे पर लेप करना चाहिए। सिरदर्द, जी-मिचलाना आदि में आराम होगा।
- सिरदर्द होने के बाद 3-4 पत्तियाँ तुलसी की चबा लें, सिरदर्द ठीक हो जाएगा। यदि बहुत तेज सिरदर्द हो तो 2-3 बार तुलसी की पत्तियाँ खाएँ, सिरदर्द ठीक हो जाएगा।
- आधे सिर के दर्द में एक ग्राम नौसादर को असली गुलाब जल 12 ग्राग में मिला लें। शीशी को अच्छी तरह हिला लें। जिसको भी आधासीसी सिरदर्द है, उसकी नाक में 4-5 बूँद टपका दें। रोगी, नाक से इस दवा को अंदर खींच ले, फिर बैठ जाए। थोड़ी ही देर में चमत्कारी आराम होगा।

- स्वमूत्र-पान एवं स्वमूत्र-मालिश दिन में दो-तीन बार करें, इससे आधासीसी का सिरदर्द ठीक हो जाएगा।
- यदि आप नारियल का पानी नाक में टपकाएँ, तो कुछ ही क्षणों में आधासीसी का दर्द गायब हो जाएगा।
- सोंठ को ठण्डे पानी में घिसकर माथे पर लगाने से आधे सिर का दर्द दूर हो जाता है।
- तुलसी की 10-11 पत्ती व चार काली मिर्च पीसकर सूँघने से (नस्य लेने से) आधासीसी का दर्द दूर होता है।
- अंगूर का रस 25 ग्राम दोनों समय भोजन के आधा घण्टे बाद दो-तीन सप्ताह तक लेने से सिरदर्द दूर होता है।
- गाजर के पत्तों का पानी गरम करके नाक और कान में डालें। आधासीसी का दर्द जाता रहेगा।
- बबूल की गोंद पानी में रगड़ कर माथे पर लेप करने से सिरदर्द दूर होता है।
- तुलसी के पत्तों को सूँघने से सिरदर्द दूर होता है।
- पूरे सिर का दर्द या आधे सिर का दर्द यदि अपच या पेट की गड़बड़ी से उत्पन्न हुआ हो तो सोंठ को पीसकर उसमें थोड़ा-सा पानी डालकर लुगदी बना लें। इसे हल्का-सा गर्म करें। सिर पर लेप करें। आरम्भ में तो हल्की-सी जलन प्रतीत होगी। दर्द शीघ्र ठीक हो जाता है।
- जुकाम से सिरदर्द हो तो सोंठ को सूँघने से छींकें आकर आराम आ जाता है।
- सर्दी-जुकाम से होने वाले सिरदर्द को दूर करने के लिए दूध में जायफल घिसकर कपाल पर लेप करें।
- सिरदर्द होने पर गाजर को पत्तों समेत चबा कर खाने से आराम मिलता है।
- बच का पाउडर महीन कपड़छान करके शीशी में भर लें व इसे नस्य की तरह नाक में दोनों तरफ से खींच कर सूँघें। बचादि तेल की तलुओं पर अच्छी तरह मालिश करें और इसी तेल की 2-2 बूँदें नाक में दोनों तरफ टपका कर ऊपर खींचें। कुछ दिन ऐसा करने से पुराना सिरदर्द भी जाता रहता है।
- पिपरमेंट लगाएँ या मेंथोल लगाएँ तो भी सिर का दर्द मिट जाता है।
- तूँबे की गिरी को पीस कर नाक में सूँघें तो गर्मी, सर्दी और बादी से होने वाला सिर का दर्द मिट जाता है।
- नौसादर और चूने का पानी मिलाकर सूँघें तो सिर का दर्द मिट जाता है। ध्यान रहे सूँघते समय आँखें बन्द रखनी चाहिए।
- लाल चिरमी पीसकर सूँघें तो सिर का दर्द मिट जाता है।
- गेहूँ के आटे को शहद में मिलाकर मालपूआ बनाकर खाएँ या उसके गुलगुले बनाकर खाएँ तो कमजोरी व बादी से होने वाला सिरदर्द मिट जाता है।

- साँभर का सींग, अफीम और सोंठ को घिस-गरम कर लेप करें तो सिरदर्द मिट जाता है।
- कायफल पीसकर, गरम कर लेप करने से और कायफल को सूखा पीसकर सूँघने से सिर का दर्द मिट जाता है।
- बंदाल का फल पानी में भिगोकर उस पानी को नाक में सूँघने से सिर का दर्द मिट जाता है।
- मोम 10 ग्राम को घी 40 ग्राम में मिलाकर और उसमें पुदीने के फूल 1 ग्राम, दालचीनी का अर्क 2 ग्राम, मिलाकर सिर पर मालिश करें तो सिर का दर्द मिट जाता है।
- आकड़े (मदार) के पीले पत्तों पर घी लगाकर और उन्हें आग पर गरम कर उनका रस निचोड़ लें। फिर उसे सूँघें या कान में डालें तो सब तरह का सिर का दर्द मिट जाता है।
- चिलगोजे का तेल सिर में मलने से पीड़ा शान्त होती है।
- चन्दन और दालचीनी पीसकर गरम कर लेप करने से सिर की पीड़ा मिटती है।
- 5 ग्राम सौंफ, गुलबनफशा 5 ग्राम, उस्तखद्दूश 5 ग्राम का चूर्ण बनाकर शक्कर मिलाकर पीने से सिर के रोग दूर होते हैं।
- कायफल या नकछिंक का चूर्ण सूँघने से सिरदर्द की निवृत्ति होती है।
- खश-खश 20 ग्राम, घी 20 ग्राम, शक्कर 30 ग्राम, दूध 250 ग्राम। इनकी प्रतिदिन खीर बनाकर 15 दिन तक खाएँ तो कमजोरी से सिर का दर्द हो तो मिट जाता है।
- बाबची 20 ग्राम, घी 20 ग्राम, शक्कर 40 ग्राम, दूध 400 ग्राम। इनकी खीर बनाकर 15 दिन तक खाएँ तो गर्मी से सिर का दर्द होता हो तो मिट जाता है।
- कपास की मींजी 5 ग्राम, चिरोंजी 5 ग्राम, शक्कर 40 ग्राम, चिलगोजा 5 ग्राम, पिस्ता 5 ग्राम, दूध आधा किलो, बादाम 10 ग्राम, छुहारा 5 ग्राम, घी 20 ग्राम—इन सबकी खीर बनाकर 15 दिन तक खाने से कमजोरी से सिर का दर्द हो तो मिट जाता है।
- एक टिकिया कपूर में थोड़ा-सा नींबू का रस मिलाकर सिर पर मलने से सिरदर्द ठीक हो जाता है व सिर का भारीपन भी उतर जाता है।
- गुलाब के अर्क में सफेद चन्दन मिला लें तथा चुटकी भर कपूर मिलाकर माथे पर लेप करने से पित्तज सिरदर्द दूर हो जाएगा।
- 2 माशा आँवला (सूखा पाउडर) तथा 2 माशे मुलैठी बारीक कर लें, दिन में दो बार गर्म पानी के साथ फँकी लें, बलगम दूर हो जाएगा। सर्दी का सिरदर्द दूर हो जाएगा।
- सिरदर्द या आधासीसी में 2 दाना इलायची, 1 चम्मच मिश्री तथा 10 ग्राम

गुलाब की पत्तियाँ पीसकर प्रातः बासी मुँह पीएँ।

- लौंग तेल की कुछ बूँदें नारियल के तेल या घी के साथ मिलाकर माथे पर लेप करने से सिरदर्द में आराम आता है।
- गाजर के फूलों के रस को थोड़ा-सा गर्म करके नाक में डालने से आधा सिरदर्द शांत होता है।
- तेज सिरदर्द, नजले, जुकाम आदि हों तो 2 लौंग एवं 1/2 चावल के बराबर अफीम को साथ पीसकर मस्तक पर लेप कर दें।
- किशमिश 20 ग्राम, शक्कर 30 ग्राम, घी 10 ग्राम, दूध 250 ग्राम—इनकी खीर बनाकर 15 दिन तक सेवन करने से गरमी से होने वाला सिर का दर्द मिट जाता है।
- सिरदर्द होने पर अदरक के रस में सेंधा नमक मिलाकर माथे पर लगाने से सिरदर्द में आराम मिलता है।
- गाजर के रस में बराबर मात्रा में खीरा के रस को पिलाने से सिरदर्द की परेशानी दूर होती है।
- सर्दी में जिन लोगों के सिर में दर्द अधिक रहता है। उनको ग्वार पाठे के रस में जौ की मोटी रोटी बनाकर गर्म-गर्म सिर पर बाँधने से लाभ होगा।
- गेहूँ का आटा 40 ग्राम, घी 40 ग्राम, गुड़ 40 ग्राम—इनका कसार सुबह 4 बजे बनाकर गरम-गरम खाकर सो जाएँ। 7 दिन तक खाने से आधासीसी का दर्द अवश्य मिटता है।
- बादाम की मींजी 20 ग्राम, धनिया की मींजीं 5 ग्राम, घी 40 ग्राम, दूध आधा किलो, मिश्री 40 ग्राम। बादाम व धनिया को रात में भिगो दें। सुबह मिश्री समेत पीसकर दूध में मिलाकर उलट-पलट कर रख लें और देगची में घी और इलायची के 4-6 दाने डालकर उसी में उस दूध को डाल दें। आधा दूध रह जाए तब पी लें। 15 दिन तक पीने से सिर का सब तरह का दर्द मिट जाता है। मगज में ताकत लाता है।
- गुड़ 80 ग्राम को एक पाव दही में मिलाकर खाएँ। 7 दिन तक खाने से गर्मी से सिर का दर्द हो तो मिट जाता है।
- हरड़ 10 ग्राम, बहेड़ा 10 ग्राम, आँवला 10 ग्राम, शक्कर 10 ग्राम—इनको कूट कर पाव भर पानी में रात को भिगो दें। सुबह निथरे पानी को ले शक्कर मिलाकर पीएँ। 7 दिन पीने से गर्मी व बादी का दर्द हो तो मिट जाता है।
- दालचीनी, लौंग और अफीम को घिसकर जरा गरम कर लेप करने से बादी का दर्द हो तो मिट जाता है।
- गुलाब जल व सिरके में रुमाल भिगोकर सिर पर रखने से गर्मी से होने वाला सिर का दर्द मिट जाता है।

- कोलावाटर से रुमाल भिगोकर सिर पर रखने से गर्मी से होने वाला सिर का दर्द मिट जाता है।
- लौंग और सोंठ को पीसकर गर्म कर लेप करें तो सिर का दर्द मिट जाता है।
- पोहकरमूल 4 ग्राम, नागकेसर 2 ग्राम, को पीस लें। आटा 40 ग्राम, घी 40 ग्राम, शक्कर या गुड़ 60 ग्राम का हलवा बना लें। उसमें से थोड़ा हलवा हथेली पर रखकर उस पर थोड़ी दवा कागज से डाल कर गोली बाँध कर निगल जाएँ। इसी रीति से 12 बार में सब दवा खा लें। ऊपर से बचा हुआ हलवा खा लें। 12 दिन तक लेने से आधासीसी का दर्द, सिर का वेग इत्यादि सर्व प्रकार का दर्द अवश्य मिट जाता है।
- बादाम की मींजी 20, धनिया की मींजी 5 ग्राम, काकड़ी की मींजी 5 ग्राम, खरबूजे की मींजी 5 ग्राम, खश-खश 5 ग्राम, मिश्री 40 ग्राम, दूध आधा किलो, घी 40 ग्राम, इलायची नग 2—इन सब मींजियों को रात को पानी में भिगो दें, सुबह बादाम को छीलें, सबको पीसकर दूध में मिला लें। फिर देगची में घी व इलायची डालें जब गरम हो जाए तब दूध डालकर गरम करें। आधा दूध रहे तब पी लें। गर्मी और निर्बलता से होने वाला सिर का दर्द मिट जाता है। नकसीर भी बन्द हो जाती है।
- आधासीसी का सिरदर्द असहनीय होता है। रोगी उस दर्द से तड़पने लगता है। इस रोग में नीम की पत्तियाँ, काली मिर्च और चावल लगभग तीस-तीस नग लेकर पीस लें। इस पाउडर को नसवार की तरह सुबह उठने के साथ ही सूँघें और जोर से नथूने में खींचें। अवश्य लाभ होगा।
- सिरदर्द में नीबू के छिलके पीसकर सिर पर लेप करें तो सिरदर्द में लाभ होगा।
- सिरदर्द होने पर करेले के रस का लेप करने से सिरदर्द दूर हो जाता है।
- आठ-नौ काली मिर्च पीसकर नमक मिलाकर नाक से सूँघें, बलगम पानी होकर बह जाएगा तथा सिरदर्द दूर होगा।
- गाय का ताजा दूध सुबह होते ही नाक से ऊपर खींचें।
- सोंठ को देशी घी में मिलाकर माथे पर आहिस्ता-आहिस्ता मलने से सिरदर्द दूर हो जाता है।

शरीर व जोड़ों का दर्द

- लहसुन पीसकर लगाने से बदन के हर अंग का दर्द जाता रहेगा। किन्तु इसे जल्दी हटा लेना चाहिए। वरना फफोले पड़ जाते हैं।
- राई का लेप करने से हर प्रकार का दर्द मिट जाएगा।
- गठिया के दर्द में अरण्डी का छिला हुआ बीज पहले दिन एक; दूसरे दिन दो—इस तरह सात बीज तक खाएँ। फिर प्रतिदिन एक-एक कम करके एक

बीज पर ले आएँ इससे गठिया दर्द हमेशा के लिए चला जाएगा।

- अजवाइन को पानी में उबालें। इस पानी से दर्द वाले स्थान पर भाप दें। देखते-देखते दर्द काफूर हो जाएगा।
- कड़वे तेल में अजवाइन और लहसुन जला कर उस तेल की मालिश करने से हर प्रकार के दर्द से छुटकारा मिल जाएगा।
- यदि पैरों या शरीर में दर्द व थकान हो तो नहाने के गरम पानी में अदरक का रस (दो बड़े चम्मच) डाल दें। थकान व दर्द दूर हो जाएगा।
- जोड़ों में दर्द हो तो अदरक के रस को गरम करके मलें।

इच्छानुसार संतान-प्राप्ति

- कनाडा के डॉक्टरों ने परीक्षण द्वारा बताया है कि यदि महिला हमारे बताए गए आहार ले तो अपनी मर्जी से पुत्र या पुत्री को जन्म दे सकती है। डॉक्टरों का कहना है कि जो महिलाएँ अधिक नमकीन खाती हैं वह पुत्रों को जन्म देती हैं। लेकिन दूध, दही, पनीर खाने वाली महिलाओं के अधिकतर लड़कियाँ ही होती हैं। परीक्षणों से पता चलता है कि केवल गर्भावस्था के दौरान ही नहीं बल्कि उससे पहले 6 सप्ताह (3 माह) तक एक महिला जो खाना खाती है उसका बच्चे के सैक्स के साथ गहरा सम्बन्ध है। नमकीन आहार से पोटेशियम और सोडियम उत्पन्न होता है। जिनके माध्यम से बच्चे का सैक्स निर्धारित होता है। इसके विपरीत क्रीम, पनीर, फीका मक्खन का सेवन करने वाली महिलाओं के शरीर में इस प्रकार की रासायनिक प्रक्रिया होती है जिससे लड़कियाँ ही उत्पन्न हो सकती हैं। मांट्रियल के प्रसिद्ध डॉ. जैम्स लोरेन ने दावा किया है कि 296 महिलाओं ने उनके कहने के अनुसार आहार लिया जिसके परिणामस्वरूप 265 महिलाओं के इच्छानुसार सन्तान उत्पन्न हुई।
- पेरिस, मांट्रियल और कनाडा के तीन अनुसंधानकर्त्ताओं के अनुसार भावी संतानों का सैक्स निर्धारित करना अब कोई कठिन कार्य नहीं है। यदि गर्भवती महिलाएँ चाहें तो वे अपने खान-पान पर पूर्ण नियंत्रण रखकर मनचाही सन्तान प्राप्त कर सकती हैं।
- पेरिस विश्वविद्यालय के प्रोफेसर जोजफ स्टोलकाव्सकी, पोर्टशयल मैटर्निटी हॉस्पिटल के डॉ. हैमरियन और डॉ. पापा के संयुक्त अध्ययन एवं विभिन्न प्रयोगों के बाद इस निष्कर्ष पर पहुँचे हैं कि नमकीन और मसाले का अधिक मात्रा में सेवन करने वाली गर्भवती महिला शर्तिया पुत्र को ही जन्म देगी।
- अध्ययन के अनुसार पुत्र की इच्छा रखने वाली गर्भवती महिलाओं को लवण वाली वस्तुएँ, बिना शक्कर की चाय-कॉफी, रोटी, सब्जियाँ और फल खाने चाहिए। पुत्र प्राप्त करने के लिए उसे दूध, पनीर और पेस्ट्री से कुछ

अरसे के लिए परहेज रखना चाहिए। दूध, दही, मक्खन, पनीर खाने की जरूरत पर जोर देते हुए यह विशेषज्ञ चाय, कॉफी, सॉस से परहेज रखने की सलाह देते हैं।

- लड़की की इच्छा रखने वाली माता को नमक (किसी भी रूप में पकने आदि में नहीं और ना ही इसका कोई विकल्प इस्तेमाल किया जाए), कॉफी, चाय, चॉकलेट, ताजा फलों का रस, नमकीन, आचार, पनीर—सभी प्रकार की डबलरोटी, बन, पेस्ट्री, बिस्कुट, पीजा, अनन्नास, आलू बुखारा, आड़ू, चेरी, संतरे, तरबूज, खरबूजा, नीबू, अंगूर, सूखे मेवे, मक्की के भुने व मीठे दाने, आलू के चिप्स, पालक, धनिया, बन्दगोभी, फूलगोभी, कच्चे टमाटर, मटर सभी प्रकार की फलियाँ व मिठाइयाँ वर्जित हैं।
- चिकित्सा जगत में हो रहे अनुसंधानों से ज्ञात हुआ है कि जिन पुरुषों के वीर्य में शुक्राणु कम संख्या में होते हैं उनके ज्यादा बेटियाँ होती हैं। जिनके वीर्य में शुक्राणु ज्यादा संख्या में होते हैं उनके ज्यादातार बेटे उत्पन्न होते हैं। बेटा पैदा करने के लिए पुरुष के शुक्राणुओं की संख्या बढ़ाई जानी चाहिए। कुछ संयम रखने से वीर्य में शुक्राणुओं की संख्या बढ़ जाती है। बेटा पैदा करने के लिए संभोग से पूर्व स्त्री को दो चम्मच सैंधा नमक, दो किलो पानी में घोलकर 'डूश' देकर योनि-प्रक्षालन करना चाहिए।
- सम्भोग में लिंग गहरा स्थापित करना चाहिए, तथा कुछ देर रुकें तथा स्त्री को दाहिनी ओर करवट लेकर कुछ देर वैसे ही लेटे रहना चाहिए।
- बल्कि जिन स्त्रियों के कन्याएँ ही होती हैं, लड़का नहीं होता जब तक गर्भधारण नहीं होता तब तक वे दाहिनी करवट सोकर रतिक्रिया करें।
- कुछ विद्वानों की ऐसी धारणा है कि कृष्ण पक्ष में गर्भधारण करने से लड़का होता है। (अमावस से पूर्णिमा तक)।
- स्त्री का दाहिना स्वर चले अर्थात् दाहिने नथुने से साँस आ रहा हो तब सम्भोग करने से लड़का ही पैदा होता है।
- ऋतु स्राव से लेकर—

— चौथी रात्रि में गर्भ रहने से अल्पायु व दरिद्री पुत्र होता है।
— छठी रात्रि में गर्भ रहने से साधारण आयु का पुत्र होता है।
— आठवीं रात्रि में गर्भ रहने से ऐश्वर्यशाली पुत्र होता है।
— दसवीं रात्रि में गर्भ रहने से चतुर पुत्र होता है।
— बारहवीं रात्रि में गर्भ रहने पर उत्तम पुत्र होता है।
— चौदहवीं रात्रि में गर्भ रहने पर उत्तम-गुण-सम्पन्न पुत्र होता है।
— सोलहवीं रात्रि में गर्भ रहने पर सर्व-गुण-सम्पन्न पुत्र होता है।

— मासिक धर्म के दिन से गिनें तो 4-6-8-10-12-14-16वें दिन गर्भ धारण करने से लड़के पैदा होते हैं। तथा मासिक धर्म के दिन से गिनें तो 3-5-7-9-11-13-15-17वें दिन गर्भधारण करने से लड़की पैदा होती है।

पुत्र-प्राप्ति

डॉ. पापा के अनुसार अपनी इच्छा के अनुसार संतान उत्पन्न करने के लिए किसी महिला को एक विशेष प्रकार की खाद्य-वस्तुओं का त्याग करना होगा, उनमें से कुछ वस्तुएँ निम्न हैं—

- लड़के की इच्छुक माताओं को दूध (किसी भी रूप में) चॉकलेट, कोको, दूध से बनी सभी वस्तुएँ। सभी प्रकार के पनीर, मक्खन, दही, क्रीम, दूध से बनी मीठी वस्तुएँ, आइसक्रीम, कस्टर्ड, (मुख्य आहार के रूप में बिल्कुल नहीं, हाँ एक सप्ताह में थोड़ी मात्रा में पकवान में इस्तेमाल किए जा सकते हैं), डबलरोटी, दूध वाली डबलरोटी, दूध, पेस्ट्री, हरे सलाद की सब्जियाँ, कच्ची बन्द गोभी, फूल गोभी, शकरकन्दी, पालक, मूँगफली, अखरोट, बादाम, सरसों आदि वस्तु गर्भावस्था के 3 माह पहले तथा गर्भावस्था के तीन माह बाद तक न लें। मुख्य चीज है—दूध और दूध से बनी सभी वस्तुएँ और शक्कर यानि कि किसी भी प्रकार का मीठा न खाएँ।
- जिन स्त्रियों को लड़कियाँ ही होती हैं वे गर्भ ठहरने के दूसरे और तीसरे महीने में लौकी बीज सहित मिश्री के साथ लगातार खाएँ तो लड़की के स्थान पर लड़का उत्पन्न होगा। यह अनुभव 50% सफल रहे हैं। जिनके बराबर कन्या पैदा होती है यदि वे पुत्र उत्पन्न करना चाहती हों तो एक मोर पंख का चन्द्रमा की शक्ल वाला भाग काट कर पीस लें। उसमें पुराना गुड़ मिलाकर एक गोली बना लें। इसी प्रकार तीन पंखों की तीन गोलियाँ बना लें। गर्भ के दूसरे महीने के अन्त में जब स्त्री का दाहिना स्वर (दाहिनी नाक से साँस आ रहा हो) चल रहा हो तब नित्य प्रात: एक गोली तीन दिन तक जीवित बछड़े वाली गाय के दूध के साथ खिला दें। उस दिन केवल गौ-दुग्ध पर ही रहें। खाना न खाएँ। शाम को इच्छा हो तो चावल खा सकते हैं। पुत्र उत्पन्न होगा और चाँद जैसा गोरा। यह सहस्रों बार परीक्षित नुस्खा है फिर भी यह 90% ही सफल रहा है।
- जिस स्त्री के कन्या ही जन्म लेती हों उसे मासिक धर्म में पलास (ढाक) का एक पत्ता दूध में पीसकर पिला दें। ऐसा करने के बाद जो संतान पैदा होगी, वह पुत्र ही होगा।
- यदि स्त्री एवं पुरुष ऊपर लिखी बातों पर सख्ती से उनमल करें तो निश्चित ही मनचाही सन्तान प्राप्त कर सकते हैं, ऐसा मेरा दावा है। परीक्षित है।

बाल रोगों की सरल चिकित्सा

शिशु दूध पाचन

- दूध पिलाने से 15 मिनट पहले माँ एक गिलास पानी पीए, फिर अपना दूध पिलाए। तो इस तरह दूध पिलाने से शिशु को दूध शीघ्र पच जाता है, बच्चों को दस्त आदि नहीं लगते। माँ के दूध भी ज्यादा उतरता है।
- यदि माँ का दूध नहीं पचने से बच्चे को दस्त हो रहे हों, दवाओं से लाभ नहीं हो तो दस तालमखाने कूट कर 250 ग्राम दूध में डालकर उबालिए तथा इस दूध का माँ सेवन करे तो दूध का भारीपन कम होकर बच्चे के लिए सुपाच्य हो जाएगा।
- अगर छोटे बच्चे को गाय या भैंस का दूध हज़म नहीं हो रहा हो तो दूध पिलाने के तुरन्त बाद एक चम्मच मौसम्मी के रस में थोड़ा-सा ग्लूकोस मिलाकर दें या बीच-बीच में थोड़ा चीनी वाला पानी पिलाते रहें।
- पहले महीने में भैंस या गाय का दुगुना पानी मिलाकर बच्चे को पिलाएँ। दूसरे महीने में बराबर मात्रा में दूध-पानी मिलाकर पिलाएँ। चौथे महीने में बच्चे के दूध में पानी मिलाना बन्द कर दें।
- बच्चा अपनी माँ या गाय का दूध पीकर उल्टी करे तो नींबू की जड़ को दूध में घिसकर पिलाएँ, यह प्रयोग लाभकारी है।
- नींबू के रस में शहद मिलाकर बच्चों को चटाने से उनका दूध उलटना बन्द हो जाता है।
- बच्चे को दूध हज़म न हो रहा हो, उल्टी-दस्त होने पर बर्फ के पानी में नींबू निचोड़ कर पिलाएँ।

पेट में कीड़े

- नारंगी के सूखे छिलके 10 ग्राम, बायबिडंग 10 ग्राम —दोनों को बारीक पीसकर चूर्ण बना लें। बच्चे को डेढ़ ग्राम चूर्ण खिलाकर ऊपर से गरम पानी पिला दें। पेट के कीड़े बिल्कुल मर जाएँगे।
- कुछ दिन शाम को अखरोट की गिरी खिलाकर ऊपर से मन्दोष्ण (गुनगुना) दूध पिला दें। प्रात:काल उसके उदर-कृमि (पेट के कीड़े) मल के साथ बाहर निकल जाएँगे।

- एक दिन पेट भर कर जलेबी खाएँ। इससे पेट के कीड़े सब एकत्रित हो जाएँगे। दूसरे दिन से एक गिलास छाछ में नमक मिलाकर पिलाएँ। बच्चे जितनी छाछ पी सकें, उतनी ही पिलाएँ।
- आधा चम्मच लहसुन का रस एक कप छाछ में मिलाकर भोजन के बाद तीन बार नित्य पिलाएँ। लहसुन की चटनी खाने से कृमि नहीं होते तथा हों तो मर जाते हैं।
- आधा चम्मच पिसी हुई हल्दी की फँकी गरम पानी से दो सप्ताह सुबह-शाम देने से पेट के कृमि मर जाते हैं।
- 30 ग्राम पोदीना और दस काली मिर्च पीस कर एक गिलास पानी में घोलकर पिलाने से पेट के कृमि मर कर निकल जाते हैं।
- नीम की पत्तियों का रस एक चम्मच, शहद एक चम्मच मिलाकर नित्य दो बार पिलाने से कृमि नष्ट हो जाते हैं।

(**नोट**—*यहाँ बताई गई मात्रा बड़ों की है। बच्चों के लिए चौथाई लें।*)

- अरण्ड के पत्तों का रस गुदा में दो-तीन बार लगाने से पेट के कीड़े मर जाते हैं।
- लाल कचनार की जड़ के काढ़े से पेट के कीड़े मर जाते हैं।
- बायबिडंग और करंज के भीत का गुदा बराबर लेकर चूर्ण बनाकर गरम जल के साथ पीने से पेट के कीड़े मर जाते हैं।
- पुराने गुड़ में 5 ग्राम कपीला मिलाकर खाने से पेट के कीड़े बाहर आ जाते हैं।
- चम्पा के पत्तों का रस शहद में मिलाकर खाने से पेट के कीड़ों का नाश होता है।
- बायबिडंग का चूर्ण चिरायते के काढ़े से खाने से पेट के कीड़े मर जाते हैं।
- बायबिडंग का चूर्ण शतावरी के काढ़े में मिलाकर पीने से पेट के कीड़े मर जाते हैं।
- ढाक के बीजों का चूर्ण मट्ठे में मिलाकर पीने से कीड़े मर जाते हैं।
- छोटी दूधी के बीज या पत्तों का चूर्ण खाने से कृमि का नाश होता है।
- पुदीना का काढ़ा पिलाने से पेट के कृमि दूर होते हैं।
- तालीस के 10 पत्तों का चूर्ण बायबिडंग 1 ग्राम के साथ खाने से पेट के कीड़े मर जाते हैं। यह प्रयोग 7-8 दिन तक करें।
- नारियल का तेल पिलाने से पेट के कीड़े मर जाते हैं।
- बकायन के पत्तों का रस पीने से पेट के कीड़े मर जाते हैं।
- मरोड़फली की जड़ का चूर्ण खाने से पेट के कृमि दूर होते हैं।
- बायबिडंग का चूर्ण सरपँखा के काढ़े में मिलाकर पीने से कीड़े मर जाते हैं।
- हल्दी का रस पीने से पेट के कीड़े मरते हैं।
- हरसिंगार के पत्तों का रस सैंधा नमक मिलाकर पीने से कीड़े मरते हैं।

- मक्खन में सुपारी का चूर्ण चाटने से पेट के कीड़े मरते हैं।
- सहजना के फूलों को भूनकर खाने से पेट के कीड़े मर जाते हैं।
- शहद के साथ पत्थर फोड़ी का चूर्ण चाटने से पेट के कीड़े मर जाते हैं।
- शहद के साथ मोथा का चूर्ण चाटने से पेट के कीड़े मरते हैं।
- शहद मिलाकर पारिजात के पत्तों का रस पीने से पेट के कीड़े मर जाते हैं।
- ठण्डे पानी में समुद्रफल घिसकर पीने से कीड़े मर जाते हैं।
- बच्चों के पेट में कीड़े पड़ गए हों तो तुलसी के पत्तों का रस गरम करके पिलाने से शीघ्र ही आराम होता है।
- बायबिडंग का चूर्ण छः भाग शहद में मिलाकर चटाने से पेट के कीड़े मर जाते हैं।
- नीम की पत्ती का रस शहद में मिलाकर पिलाने से पेट के कीड़े मर जाते हैं।
- खुरासानी अजवायन, घी कुँवार का गूदा मिलाकर दस ग्राम प्रतिदिन खिलाने से पेट के कीड़े मर जाते हैं।
- छः-छः ग्राम एरण्डी का तेल उस समय तक रोज पिलाएँ जब तक पेट के सब कीड़े न निकल जाएँ।
- समद्रफल को भुनी हुई हींग के साथ खाने से पेट के कीड़े मर जाते हैं।
- बच का चूर्ण भुनी हुई हींग के साथ खाने से पेट के कीडे मर जाते हैं।
- बच्चों के पेट में कीड़े हो जाना आम बात है। ऐसे में उन्हें खाली पेट कच्चा पपीता खिलाना चाहिए। यदि बच्चे पपीता खाने में नखरे बताएँ तो उसकी सब्जी या रायता बनाकर भी दिया जा सकता है।
- इन रोगों से बचाव के लिए बच्चों की माता बच्चों को बार-बार अजवायन देती रहे तो बच्चों के पेट में कृमि नहीं होते हैं।
- संतरे के छिलकों को चार कप पानी में डालकर उबालें। जब पानी एक कप बचे, तब उतारकर छान लें और इसमें एक माशा हींग घोल लें। इसे सुबह-शाम, दोपहर को एक-एक चम्मच शिशु को पिलाने से उसके पेट के कृमि नष्ट होते हैं।
- त्रिफला खिलाते रहने से बच्चों के पेट के कीड़े मर जाते हैं।
- प्याज का रस 8 ग्राम सुबह-शाम देने से सात दिन में कीड़े निकल जाएँगे।
- तीन से पाँच साल के बच्चों के लिए अजवाइन चूर्ण व गुड़ आधा-आधा ग्राम में गोली बनाकर दिन में तीन बार खिलाने से सभी प्रकार के पेट के कीड़े नष्ट हो जाते हैं।
- सुबह उठते ही बच्चे को 10 ग्राम गुड़ खिलाएँ। आँतों में चिपके सब कीड़े निकलकर एक जगह जमा हो जाएँगे फिर 10-15 मिनट बाद आधा-ग्राम अजवाइन का चूर्ण बासी पानी से खाएँ। आँतों के सभी प्रकार के कीड़े नष्ट

होकर मल के साथ शीघ्र बाहर निकल जाते हैं।

- केसर व कपूर—दोनों 1-1 रत्ती एकत्र खरल कर दूध के साथ देते रहें, कीड़े निकल जाएँगे।
- पेट में कीड़े हों तो पपीते के रस में शहद मिलाकर बच्चों को पिलाएँ। कीड़े मर जाएंगे।
- बच्चों के पेट में अक्सर कीड़े पड़ जाते हैं। यदि बच्चों को लगातार कुछ दिनों बथुआ सेवन कराया जाए तो कीड़े मर जाएँगे।

तिल्ली

- पपीता तिल्ली की आम औषधि है।
- यदि तिल्ली बढ़ गई हो तो जामुन का सिरका पानी में घोलकर पीएँ। दो चम्मच सिरका एक गिलास पानी रहे।
- पतले-पतले बैंगन की तरकारी प्रतिदिन खाने से आराम होता है।
- छोटी पीपल 1 ग्राम को अर्क सौंफ़ में घिसकर अथवा दूध में उबालकर पिलाने से बच्चों की तिल्ली ठीक हो जाती है।
- अजवायन, चीता, यवक्षार, पिपरामूल, दंती की जड़, छोटी पीपल बराबर-बराबर मात्रा में लेकर इनका चूर्ण कर लें। दही के पानी के साथ पिलाने से तिल्ली का रोग दूर होता है।
- अपामार्ग का क्षार दही के पानी के साथ पिलाने से तिल्ली के रोगों में लाभ होता है।

बच्चों का मिट्टी खाना

- यदि छोटे बच्चे ने अधिक मिट्टी खा ली हो और पेट में दर्द आदि हो तो सोनागेरू को घी में सेक कर बारीक पीस लीजिए तथा इसकी 1 ग्राम मात्रा लेकर 8-10 ग्राम मधु में मिलाकर चटाइए।
- बालकों की मिट्टी खाने की आदत पका हुआ केला और शहद मिलाकर खिलाने से छूट जाती है।
- बच्चे को मिट्टी खाने की आदत हो तो आम की गुठली 4-4 रत्ती की मात्रा में बच्चों को और 4-4 ग्राम बड़ों को ताजा पानी से देना लाभदायक है। गुठली को सेक कर सुपारी की तरह खाने से भी मिट्टी खाना छूट जाता है।
- शुद्ध बंसलोचन के दाने खिलाने से बच्चा मिट्टी व चूना खाना बन्द कर देता है।
- मिट्टी खाने से हुए पाण्डु रोग पर मुलैठी, छोटी पीपल और निसोथ मिलाकर क्वाथ बनाकर पिलाने से खाई हुई मिट्टी निकल जाती है तथा विकार दूर होता है।

बच्चों का पेट फूलना

- रात को एक चम्मच सौंफ आधा कप पानी में भिगो दें। प्रातः सौंफ को मसल कर छान लें। इस पानी को दूध में मिलाकर पिलाने से बच्चों का पेट फूलना, गैस बनना, पेट दर्द ठीक हो जाता है।
- थोड़ा शुद्ध हींग पानी में घिसकर बच्चे की नाभि पर लेप करने से पेट फूलना मिट जाता है।
- आकड़े के दूध में थोड़ी-सी पिसी हल्दी का चूर्ण मिलाकर पेट पर लेप करने से बच्चे का पेट फूलना मिट जाता है। यह लेप दोपहर 1 बजे से 4 बजे के बीच करना चाहिए और लेप से पूर्व पेट पर थोड़ा-सा तेल या घी लगा देना चाहिए क्योंकि आकड़े का दूध कभी-कभी तेज होने से पेट पर छाले-से कर देता है।
- बच्चे का पेट फूलने पर 12 ग्राम तुलसी के पत्तों का रस गरम कर कुनकुना पिलाने से दस्त साफ होता है और पेट की गुड़गुड़ाहट तथा पेट का फूलना आदि रोग दूर होते हैं।
- गुलबनफशा, गुलाब, मुनक्का, सनाय को मिलाकर इनका काढ़ा पिलाने से बालक का अजीर्ण दूर होकर पेट फूलना मिट जाता है।
- सौंफ, सौंफ की जड़, छोटी हरड़, उन्नाव, सुहागा, बायबिडंग, अजवाइन, जीरा, पुराना गुड़, अमलताश, सोंठ, बालबच, बड़ी हरड़, गुलाब के फूल, सफेद जीरा और मुनक्का— इनकी बराबर मात्रा लेकर कूट लें। जब दवा देनी हो तो खौलते पानी में एक मात्रा डालकर औटाएं, फिर उतार कर छान लें और आधी रत्ती काला नमक मिलाकर पिलाएँ। इससे बच्चों के पेट पीड़ा, बदहज़मी, पेट फूलना, पेट का कड़ापन, दूध उलटना आदि सभी शिकायतें दूर होती हैं। शरीर में बल बढ़ता है।
- तुलसी व पान का रस बराबर भाग में मिलाकर देने से पेट फूलना, अफारा आदि ठीक होकर दस्त साफ आता है।
- तुलसी का रस गर्म करके बच्चे को पिलाने से पेट फूलना व बच्चे को पाखना न हो रहा तो लाभदायक है।
- तुलसी का रस और अदरक का रस या सोंठ समभाग में लेकर थोड़ा-सा गुनगुना करके पिला दें।
- तुलसी के पत्तों के रस में चीनी मिलाकर एक चम्मच पिलाएँ। बच्चे का पेट फूना, दस्त, खाँसी, सर्दी-जुकाम, उल्टी आदि सभी रोग ठीक हो जाएँगे। नियमित प्रयोग से बच्चा स्वस्थ रहता है।

बच्चों का श्वास रोग

- तुलसी की मंजरी व पत्ती को उबाल कर काढ़ा गुड़ के साथ बच्चों की साँस फूलने पर पिलाना चाहिए।
- बच्चों के श्वास रोग में तुलसी के पत्तों का रस पाँच बूँद, आधा चम्मच शहद में मिलाकर पिलाने से लाभ होता है।
- भूनी हुई फिटकरी में मिश्री का चूर्ण या शहद मिलाकर सेवन करने से श्वास रोग दूर होता है।
- गाय के घी में बच का चूर्ण भून कर खाने से श्वास रोग दूर होता है।
- अदरक का रस सहजन के रस में मिलाकर पिलाने से श्वास रोग दूर होता है।
- काली मिर्च का चूर्ण शहद या चाशनी के साथ चटाने से श्वास रोग दूर होता है।
- कायफल और काकड़ासिंगी शहद के साथ चटाने से श्वास रोग नष्ट होता है।
- काली मिर्च, सफेद चन्दन का चूर्ण कुशा की जड़ के साथ पीसकर खिलाने से श्वास रोग मिटता है।
- जावित्री को नारियल के पत्तों के रस में घोलकर बराबर-बराबर लेकर खिलाने या शहद के साथ चटाने पर श्वास रोग दूर होता है।
- बच्चों के दमा रोग में तुलसी एवं अदरक का रस दें।

बच्चों के हरे-पीले दस्त

- जायफल को माता अपने दूध में घिसकर बच्चे को चटाएँ। दस्त फौरन बन्द हो जाएँगे।
- गाजवाँ, रेशाखतमी, गुलाब के फूल बराबर-बराबर को औटाकर काढ़ा बनाकर पिलाने से बच्चों के हरे-पीले दस्त मिट जाते हैं।
- जायफल व सोंठ को पानी में घिसकर सुबह-शाम देने से हरे दस्त मिट जाते हैं।

बच्चों की आँख दुखना

- बच्चों की आँखें दुखती हों तो थोड़ी साबुत धनिया साफ कपड़े में पोटली बाँधकर ठण्डे पानी में डुबो दें। 10 मिनट बाद निकाल कर उसे बालक की आँख पर फेरें।
- त्रिफला को पानी में भिगो कर 4-5 घण्टे बाद उसे मथकर साफ छानकर आँख पर छींटे देने से आँख दुखना बन्द हो जाता है।
- ठण्डी मिट्टी को आँख पर बाँधने से आँख का दर्द तत्काल मिटता है।
- अडूसा के पत्तों को पीसकर उसकी टिकिया आँखों पर बाँधने से पीड़ा मिटती है।
- हरी दूब के रस का आँखों पर लेप करने से आँख दुखना और गीड़ आना बन्द हो जाता है।

- इमली के रस की दो-तीन बूंदें आँख में टपकाने से आँख की पीड़ा नष्ट होती है।
- मकोय, गेरू, रसौज, बाबूना के फूल बराबर मात्रा में पीसकर उसमें 1/2 ग्रेन अफीम मिलाकर गरम करके आँखों पर लेप करने से दुखती हुई बालक की आँखों को पूरा आराम मिलता है।

जन्म पर शिशु न रोए

- यदि शिशु जन्म के बाद न रोता हो और न ही साँस ही लेता हो परन्तु जीवित हो तो उसकी गुदा-द्वार पर बर्फ का टुकड़ा रख दें। वह तुरन्त ही साँस लेने लगेगा और रोने लगेगा।

बच्चों की नाभि पकना

- कभी-कभी नाभि से रक्त, मवाद आने लगता है। शिशुओं की नाल काटने पर नाभि पक जाती है। चिकनी सुपारी गरम पानी में घिस कर सुबह-शाम दो बार नित्य लगाने से नाभि ठीक हो जाएगी।
- हल्दी, पठानी लोध्र, प्रियंगु और मुलैठी को बराबर-बराबर लेकर कूट-पीस लें। इसका काढ़ा बनाएँ और काढ़े को तेल में मिलाकर गरम करें ताकि पानी जल जाए। इस सिद्ध घी के लगाने से नाभिपाक में लाभ होता है। उपर्युक्त चारों चीजों के चूर्ण को नाभि पर बुरकाने से भी नाभिपाक मिटता है।
- बच्चों की नाभि फूल जाए तो उस पर ईसबगोल के बीज का लेप करें।
- नीम की पत्तियो को गाय के घृत में तलकर उन्हें पीसकर नाभि पर लगा दें।
- मोम का मरहम कपड़े पर लगाकर नाभि पर रख दें।
- कपड़े को नारियल के तेल में भिगोकर नाभि पर रख दें।
- यदि नाभि पर सूजन आ गई हो तो पीली मिट्टी के ढेले को आम में गरम करके उसके ऊपर दूध डालें और उसका बफारा नाभि पर दें अथवा कपड़ा गरम करके सेंक दें।

बच्चों के दाँत निकलते वक्त के दस्त

- बेलगिरी का चूर्ण 10 ग्राम लेकर उसे 150 ग्राम पानी में पकाएँ। जब 20 ग्राम बाकी रह जाए तो उतारकर छान लें। 5 ग्राम लेकर इसे शहद में मिलाकर बच्चे को चटा दें। दिन में तीन बार और तीन दिन देने से आराम होगा और दाँत आसानी से निकलेंगे।
- नन्हें बच्चे को बार-बार दस्त आ रहे हों, रुकते न हों, तो संतरे के रस में पानी मिलाकर उसे माँ के दूध या गाय के दूध में मिलाकर तथा दो से चार चम्मच तक पिलाइए। दो-दो घण्टे बाद रात्रि को सोने से पहले तक पिलाती रहें।

- जिन बच्चों के दाँत निकलने से दस्त, नेत्र रोग सताते हों उन्हें एक-एक चम्मच मूली का रस दो-दो चम्मच शहद के साथ दिन में तीन बार पिलाना चाहिए।
- माता के दूध में अजवाइन पीसकर पिलाने से बच्चों की उल्टी-दस्त बंद हो जाते हैं।
- शिशु को दाँत निकलने से पूर्व तुलसी के रस का सेवन कराया जाए तो दाँत निकलते समय पीड़ा नहीं होती।
- सौंफ 50 ग्राम लेकर मोटा-मोटा कूट लें। इसे एक गिलास उबलते हुए पानी में डालकर उतार लें। और ढक कर ठण्डा होने के लिए रख दें। ठण्डा होने पर मसल कर कपड़े से छान लें। शिशु को दिन में 3 बार एक-एक चम्मच यह पानी 1-2 चम्मच दूध में मिलाकर पिलाने से शिशु का पेट फूलना, हरे-पीले दस्त लगना, अपच, मरोड़, पेट दर्द होना आदि उदर विकार नहीं होते। दाँत निकलते समय शिशु को यह सौंफ का पानी अवश्य पिलाना चाहिए। इस प्रयोग से दाँत निकलते समय शिशु स्वस्थ बना रहता है।
- छोटे बच्चों के दाँत निकलते समय दस्त लगना एक आम बात है। ऐसे समय में उन्हें तुलसी की पत्ती के चूर्ण को अनार के शर्बत के संग देना लाभप्रद है।
- फिटकरी और सुहागा भूनकर पीस लें। एक-एक रत्ती दिन में तीन-चार बार देने से बच्चों के दाँत आसानी से निकल आएँगे। यह दवा देने से दाँत निकलने के दौरान दस्त, आँख दुखना, बुखार, सुस्ती आदि विकार उत्पन्न नहीं होंगे।
- हरड़ और जायफल के तीन-चार घसड़के पानी के साथ लगाकर बच्चों को दें। सर्दी के हरे-पीले दस्त बन्द हो जाएँगे। नारंगी का रस दूध में मिलाकर पिलाएँ, दस्तों में लाभ होगा।

बच्चों के मिट्टी खाने से रोग

- मिट्टी खाने से पांडू नामक रोग हो जाता है। ऐसे बच्चों को पर्याप्त मात्रा में टमाटर का रस देने से काफी लाभ होता है।
- बच्चों को मिट्टी या कोयला खाने की आदत छुड़ाने के लिए चूने के पानी के साथ अजवायन देने से फायदा होता है।
- टमाटर, आलूबुखारा, स्ट्राबैरी, खजूर, मुनक्का आदि का सेवन लाभप्रद है।

बच्चों के दस्त रोग

- पेट फूलना, दस्त, खाँसी, सर्दी ,जुकाम, उल्टी होने पर तुलसी के पत्तों के रस में चीनी मिलाकर शर्बत बना लें। इनकी एक छोटी चम्मच पिलाएँ, ये सब रोग ठीक हो जाएँगे। नियमित प्रयोग से बच्चा स्वस्थ रहता है। बच्चों का उत्तम

स्वास्थ्य बनाए रखने के लिए तुलसी, अदरक का रस गरम करके ठण्डा होने पर शहद मिलाकर पिलाएँ।

- छोटे बच्चों के पतले दस्त, पेचिश में 6 ग्राम सौंफ, 82 ग्राम पानी में उबालें। जब पानी आधा रह जाए तब उसमें एक ग्राम काला नमक डाल दें। बच्चों को 12 ग्राम पानी दिन में तीन बार देने से बहुत लाभ होता है।
- जायफल को पानी या कच्चे दूध में घिस कर तीन बार नित्य पिलाने से दस्त बन्द हो जाते हैं।
- जल की अशुद्धियों के कारण बारिश में बच्चों को प्राय: पेचिश व मरोड़ की शिकायत रहती है। वैसे भी इस मौसम में आँतों के कीटाणु सक्रिय हो जाते हैं जो इन रोगों को फैलाते हैं। इस रोग से बचने के लिए आधा तोला सोंठ को बारीक घिस लीजिए और इस घिसी हुई सौंठ को देसी घी में भूनकर थोड़ी चीनी मिलाकर पकाएँ और गाढ़ी चटनी-सी होने पर उतार लें। दिन में पाँच-छ: बार बच्चों को यह चटनी चटाती रहें, इससे लाभ होगा।
- एक चम्मच कच्चे दूध में 2-3 बूँद नीबू का रस मिलाकर दो-तीन बार दिन में देने से लाभ होगा। अधभुनी सौंफ को पीसकर उसमें शक्कर मिलाकर दिन में तीन-बार एक चाय का चम्मच ठण्डे जल से खिलाने पर लाभ होगा।
- बच्चों को हरे-पीले दस्त होने पर जायफल को जल के साथ घिसकर नाभि पर लेप करने से लाभ होता है।
- बच्चों के पेट-दर्द में, सर्दी के दस्त, अफारा आदि में हींग को पानी में घोलकर गुनगुना ही बच्चों के पेट पर लगा देना चाहिए। इससे उनको तत्काल आराम मिलेगा।
- अनार के फूल 20 ग्राम, जावित्री 5 ग्राम, दालचीनी 10 ग्राम, धनिया 10 ग्राम, काली मिर्च 5 ग्राम—इन सबको पीसकर चौथाई से आधा चम्मच शहद के साथ देने से बच्चों का अतिसार नष्ट होता है।
- बालकों के अतिसार में तथा अन्य उदर रोगों में संतरे के रस में बराबर मात्रा में ताजा जल मिलाकर थोड़ा-थोड़ा माता के दूध अथवा गाय के दूध के साथ 3-3 घंटे के अंतराल पर देने से लाभ होता है।
- जामुन की छाल का रस 1 चम्मच से 2 चम्मच, चौथाई कप बकरी के दूध के साथ देने से बच्चों के पतले दस्त ठीक हो जाते हैं।
- बरगद के पत्ते तोड़ें तो दूध निकलेगा। उस दूध को नाभि में व उसके आस-पास लेप करें। यह थोड़ी ही देर में अपना प्रभाव दिखाएगा।
- बच्चा छोटा हो तो एक-दो चम्मच दही में एक रत्ती फिटकरी भस्म घोलकर चटा दें। यह क्रिया आप एक-एक घण्टे से दोहराते रहें। तीन-चार घंटे में कष्ट दूर हो

जाएगा इस बीच दूध न पिलाएँ। बच्चा बड़ा हो तो फिटकरी डेढ़ ग्राम तथा दही की मात्रा और बढ़ा दें।

- बालकों के पुराने दस्त तथा दूषित पाचकाग्नि पर जामुन के वृक्ष की अन्तर की छाल का ताजा रस बकरी के दूध में डालकर देने से बहुत लाभ होता है।
- दस्तों में मरोड़ हो तो आधी अखरोट पानी के साथ नाभि पर लेप करने से मरोड़ दूर हो जाएगी।
- जब बच्चे को दूध नहीं पच रहा हो, दूध पीते ही उल्टी या दस्त हो जाता हो तब दूध बन्द कर देना चाहिए। दूध के स्थान पर सेव का रस देने से उल्टी-दस्त में आराम आ जाता है।
- प्याज का रस नाभि पर लगाने से दस्त बन्द हो जाते हैं।
- छोटे बच्चों को दस्त हों तो गरम दूध में चुटकी भर पिसी हुई दालचीनी मिलाकर पिलाएँ।
- बच्चों को जुकाम के कारण दस्त हों तो जायफल एवं सोंठ को गाय के घी में घिसकर चटाने से लाभ होता है एवं दस्त बन्द हो जाते हैं।
- बच्चों को दस्त लगने पर जायफल को पानी में घिसकर लेप-सा बना लें। इस लेप को एक चम्मच पानी में घोलकर दिन में दो बार दें। जब तक दस्त बन्द न हों, सेवन कराएँ।
- जामुन की कच्ची गुठलियों के रस से बच्चों की पेचिश ठीक होती है।
- पेट फूलना, दस्त, खाँसी, सर्दी-जुकाम, उल्टी होने पर तुलसी के पत्तों के रस में शहद या चीनी मिलाकर शर्बत बना लें। इसकी एक छोटी चम्मच पिलाएँ। ये सब रोग ठीक हो जाएँगे। नियमित प्रयोग से बच्चा स्वस्थ रहता है। बच्चों का उत्तम स्वास्थ्य बनाए रखने के लिए तुलसी, अदरक का रस गर्म करके ठण्डा होने पर शहद मिलाकर पिलाएँ।
- छोटे बच्चों के पतले दस्त, पेचिश में 6 ग्राम सौंफ, 82 ग्राम पानी में उबालें। जब पानी आधा रह जाए तब उसमें एक ग्राम काला नमक डाल दें। बच्चों को 12 ग्राम पानी दिन में तीन बार देने से बहुत लाभ होता है।
- जायफल को पानी में घिसकर तीन बार नित्य पिलाने से दस्त बन्द हो जाते हैं।
- बच्चों को डिसेण्ट्री होने पर कच्चे आम की गुठली को पानी में घिसकर नाभि के पास लगाएँ।
- बच्चों को दस्त तथा अजीर्ण से बचाने के लिए हरे पोदीने का अर्क दें।
- खसखस के साथ मिश्री मिलाकर देने से दस्त बन्द होते हैं।
- बच्चों को लगातार होने वाले दस्तों में जामुन के पत्तों का रस लाभदायक है।

बच्चों के चुन्ने

- हींग को पानी में घोलकर रूई की सहायता से गुदा में प्रविष्ट करें। चुन्ने मर जाएँगे।
- एरण्ड के पत्तों का रस निकालकर प्रतिदिन बालक की गुदा में लगाने से चुन्नों की बीमारी नहीं रहती।
- बच्चे के पेट में कीड़े या चुन्ने (गुदा में खुजली आती हो) होने पर रुई का फाहा हींग में भिगोकर गुदा में रख दें। ऐसा तीन-चार दिन करने से कृमि व चुन्ने नष्ट हो जाएँगे।
- एक चम्मच करेले का रस दूध या शहद मिलाकर बच्चे को दें। रुई के फाहे को करेले के रस में डुबोकर गुदा में प्रवेश करवा दें। चुन्ने मर जाएँगे।
- मिट्टी का तेल रूई के फोहे में भरकर गुदा के अन्दर प्रवेश करा दें। चुन्ने मर जाएँगे।

सर्दी–जुकाम

- गरम दूध में हल्दी घोलकर पिला दें, सर्दी-जुकाम निकल जाएगा।
- तुलसी के पत्तों के रस का शर्बत बनाकर शीशी में भर कर रख लें। इसे बच्चों को आधा-आधा चम्मच सुबह-शाम चटाने से, सर्दी, जुकाम, खाँसी, दस्त, उल्टी, पेट फूलना और पेट-दर्द आदि रोग दूर होते हैं।
- जुकाम होने पर लहसुन खाएँ। छींकें आकर सर्दी सब निकल जाएगी।
- सर्दी से जुकाम हो तो कच्चा प्याज खाएँ नाक से पानी बन्द हो जाएगा। प्याज का रस सूँघने से भी जुकाम में लाभ होता है।
- 15 ग्राम सौंफ, 3 लौंग आधा किलो पानी में उबालें, चौथाई रह जाए तो शक्कर डालकर दिन में दो-तीन बार घूँट-घूँट पिलाएँ।
- हल्दी में पानी डालकर गरम करके ललाट पर लगाएँ, जुकाम ठीक हो जाएगा।
- शहद में अदरक का रस मिलाकर थोड़े गरम पानी में मिलाकर पीने से जुकाम ठीक होता है।
- 2 चम्मच शहद, 200 ग्राम दूध में आधा चम्मच मीठा सोडा मिलाकर बच्चों को पिला दें। ओढ़ा कर सुला दें। पसीना आएगा जुकाम व हल्का बुखार उतर जाएगा।
- आधा चम्मच अजवाइन को आधा कप पानी में उबाल लें। एक-चौथाई पानी शेष रहने पर 4-5 बूँद शहद डाल कर बच्चों को पिलाएँ। दस्त या उल्टी के साथ कफ निकल जाएगा।

आँखें

- बच्चों का काजल शुद्ध घी से ही बनाना चाहिए। इसे लगाने से कभी आँखों का कोई रोग नहीं होगा।

- छोटे बच्चों को सूर्य की तरफ मुँह करके नहीं सुलाना चाहिए। इससे बच्चों की आँखों की रोशनी कमजोर पड़ जाती है।

पेट दर्द

- हींग बच्चों के पेट दर्द एवं पेट के रोगों के लिए बहुत लाभदायक है। नन्हें-मुन्ने शिशु के पेट में यदि दर्द है अथवा वायु बन गई है, साथ ही पेट फूल गया हो तो गरम पानी में चुटकी भर हींग घोलकर पेट पर लगा दें। शीघ्र ही लाभ होगा।
- 5 ग्राम भुनी हींग में 10 ग्राम गुड़ मिलाकर छोटी-छोटी (सरसों जैसी) गोलियाँ बना लें। बच्चों के पेट दर्द में, पेट फूलने में 1 से 2 गोली दें। तुरन्त आराम होगा।
- ग्वार पाठे का रस, हींग व हल्दी मिलाकर बच्चों की नाभि पर लेप करने से आफरा व पेट दर्द में लाभ होता है।
- फिटकरी, नौसादर, काला नमक, सुहागा—चारों एक-एक ग्राम की मात्रा में लें और मिलाकर पीस लें। चावल जितनी मात्रा में (एक रत्ती) लें और पानी में घोल लें। शिशु के गले में उंडेल दें। थोड़ी देर में मल-मूत्र द्वारा पेट-दर्द निकल जाएगा।
- अमरूद की कोमल पत्तियाँ पीसकर पानी में मिलाकर पीने से पेट-दर्द दूर होता है।
- बालकों के अतिसार, उदर पीड़ा पर केसर के साथ जायफल, आम की गुठली व बच जल में घिसकर पिलाते हैं।
- छोटे बच्चों को पेट दर्द व कीड़े होने पर लौंग का चूर्ण पानी के साथ दें। इससे पेट का अफारा भी दूर होगा।
- बच्चों के पेट दर्द, आँव, बदहजमी हो तो धनिया और सोंठ का काढ़ा पिलाएँ, लाभ होगा।
- आधा चम्मच अजवाइन को आधा पानी में उबालें। एक-चौथाई रहने पर थोड़ी-सी चीनी मिलाकर पिला दें, तुरन्त आराम होगा।
- सोंठ चूर्ण या अदरक का रस, तुलसी की पत्तियों के रस में मिलाएँ व बच्चे को पेट दर्द में चटाएँ।
- छोटे बच्चों को 5-10 बूँदें अदरक का रस देने से पेट दर्द, अफारा व गैस से राहत मिलती है।
- बच्चे का पेट दु:ख रहा हो तो जरा-सी अजवाइन तवे पर भूनकर ठण्डी करें और थोड़े-से काले नमक के साथ पीसकर खिला दें।

ठण्ड लगना

- छोटे बच्चों को आधा चम्मच हल्दी दूध में घोलकर जाड़े में पिलाने से उन्हें ठण्ड नहीं लगेगी।

- बच्चों को सर्दी लगने पर जायफल को देशी घी में घिसकर बच्चों के हाथ-पैर पर मालिश करने से सर्दी से जल्दी ही छुटकारा मिलेगा।
- बच्चों को ठण्ड लगने पर उनके पैरों के तलवों पर हींग का लेप करें।
- शिशु को ठण्ड लग गई है तो जायफल माँ के दूध में घिसकर पिलाएँ। जायफल की मात्रा राई के बराबर ही होनी चाहिए, अधिक नहीं।
- बच्चों को ठण्ड लग जाने पर ब्रांडी छाती व पगतली पर मलें तथा 1-2 बूँदें ब्रांडी दूध में मिलाकर पिलायें।
- पत्थर पर जायफल, जावित्री घिसकर शिशु को चटा दें। सर्दी से हमेशा बचा रहेगा।
- बच्चों को नियमित रूप से मीठी नारंगी का रस पिलाते रहने से सर्दी ऋतु की कोई भी बीमारी नहीं होगी। दूध पीते बच्चों के लिए यह लाभप्रद है।

भूख न लगती हो

- भूख नहीं लगती हो तो अमरूद पर सेंधा नमक डालकर खाने से भूख खुलती है।
- चौलाई का साग खाने से भूख बढ़ती है। नीबू-शक्कर की शिकंजी पिलाएँ। भूख लगने लगेगी।
- यदि बच्चे को भूख नहीं लग रही है तो चुटकी भर हींग तवे पर सेक कर माँ के दूध में मिलाकर चटा दें। भूख खुल जाएगी।
- एक चम्मच अदरक के रस में नीबू का रस, सेंधा नमक एक गिलास पानी में डालकर पिलाएँ।
- नारंगी की कलियों पर सोंठ और काला नमक लगाकर नित्य खिलाएँ। भूख खुल जाएगी।

अजीर्ण

- बच्चों के अजीर्ण अपच से होने वाले दस्त में जायफल को मात्र तीन-चार बार घिसकर थोड़ी-सी सोंठ घिसकर देने से लाभ होता है।
- छोटे बच्चों को अफारा या पेट फूलने की शिकायत होने पर तुलसी के पत्तों का रस और पान का रस, बराबर मात्रा में निकालकर, इसकी दस-दस बूँद सुबह, दोपहर और शाम को चटा दें। बहुत लाभ होगा।
- एक पुरानी साफ मटकी में 60 ग्राम अनबुझे चूने की डली डालकर 1200 ग्राम पानी मिला दें। दिन में तीन-चार हिला दें। दो-तीन दिन बाद ऊपर की पपड़ी हटाकर बीच का पानी (नीचे का हिले बिना) निकाल लें। यह आपका लाइम वाटर या चूने का पानी तैयार हो गया। एक साल से कम उम्र के बच्चों को जितने महीने का हो उतनी बूँदें दूध के साथ दें। एक से आठ साल के बच्चों को चौथाई

चम्मच दिन में दो बार दें। इसको देने से अजीर्ण, बदहजमी के दस्त, उल्टी आदि में आराम मिलता है। हड्डियाँ मजबूत होती हैं।

- प्याज के रस की पाँच बूँदें पिलाने से बच्चों का अजीर्ण दूर होता है।

बच्चों को उल्टी

- नीबू को काटकर उस पर नमक व गरम मसाला छिड़क दीजिए तथा आग पर गरम कीजिए। जब रस उबलने लगे तो आग पर से उतार लें और ठण्डा होने पर रोगी को दें। इससे उसे तुरन्त लाभ होगा।
- बच्चों को यदि उल्टियाँ लग जाएँ तो लौंग को पीसकर ठण्डे जल से दिन में तीन-चार बार दें।
- अजवाइन व पोदीना का मिश्रण बनाकर दो कप पानी में उबालें। जब पानी आधा रह जाए तो पिपरमेंट और कपूर मिलाकर बच्चे को दें। उल्टी तुरन्त बन्द हो जाएगी।
- आँवले के रस में पिपली का चूर्ण और मधु मिलाकर बच्चे को चटाने से वमन नष्ट होती है।
- एक साल के बच्चे को एक रत्ती तुलसी के बीज पीसकर दिन में 3-4 बार पिलाने से वमन शान्त हो जाती है।

फोड़े-फुंसियाँ

- अनन्नास का गूदा फुंसियों पर लगाएँ तथा अनन्नास का रस पिलाएँ।
- नीम की पत्तियों को पानी में उबालकर बच्चों को स्नान कराएँ। नीम के पेड़ की छाल को घिसकर फोड़े-फुंसियों पर लगाने से आराम मिलता है। बाजार में नीम का साबुन भी मिलता है। उससे उन्हें नहलाएँ। नीम की पत्तियाँ पीसकर व छानकर दवाई के रूप में भी फोड़े-फुंसियों पर लगाने से आराम मिलता है।
- आटा और शहद मिलाकर लेई बना लें। इसको कपड़े के टुकड़े पर लगाकर फोड़े-फुंसियों पर लगाएँ। लाभ होगा।
- फोड़ा फूट न रहा हो तो प्याज कूट-पीसकर उसमें हल्दी, गेहूँ का आटा, पानी, शुद्ध घी मिला-कर थोड़ी देर आग पर पका लें। यह पुल्टिस गरम-गरम फोड़े पर बाँधें, फोड़ा फूट जाएगा।
- फोड़े-फुंसियों पर अजवाइन पीसकर लेप लगाएँ।

घमोरियाँ

- कच्ची हल्दी का रस निकालकर उबाल लें। ठण्डा होने पर शहद मिलाकर किसी शीशी में रख लें। शर्बत में दो-तीन चम्मच हल्दी का रस मिलाकर पिलाएँ। शरीर की गरमी निकल जाएगी।

- घाम हो जाने पर मुल्तानी मिट्टी का शरीर पर लेप बहुत लाभकारी रहता है।
- सरसों के तेल व पानी को अच्छी तरह फेंटकर घाम पर लगाएँ, इससे भी घाम ठीक होती है।
- चौथाई कप करेले के रस में एक चम्मच मीठा सोडा मिलाकर लेप करें। ऐसा दिन में 2–3 बार करने से सादी घमोरियाँ शान्त हो जाती है। मरोड़ियों पर मेहँदी का लेप करें।

बच्चों का सूखा रोग

- माता के दूध में या गाय के दूध में मधु मिलाकर 1 मास तक पिलाइए।
- एक चम्मच अमचूर को भिगोकर उसमें दो चम्मच शहद मिलाकर बच्चे को नित्य दो बार चटाने से सूखा रोग ठीक होता है।
- मैन शिल को तेल में मिलाकर बच्चे के शरीर पर हल्के हाथ से मसलने से सूखा रोग मिटता है।
- मकोय के पत्तों का स्वरस पिलाने से सूखा रोग नष्ट होता है बच्चे की रीढ़ की हड्डी पर मकोय के पत्तों का स्वरस मलना सूखा रोग में बड़ा लाभकारी है।
- बंसलोचन, पीपल, चिरायता का चूर्ण सेवन करने से लाभ होता है।
- तीन से आठ वर्ष के बच्चे को आधा चम्मच करेले का रस रोजाना देने से उसका जिगर ठीक रहता है। पेट साफ रहता है।
- कई बच्चों का लीवर बहुत कमजोर होता है अथवा उसमें कोई दोष होता है तो उन्हें कच्चा और पक्का दोनों तरह का पपीता खिलाना चाहिए। साथ ही कच्चे पपीते के रस में थोड़ी-सी शक्कर मिलाकर 10–10 बूँदें दिन में दो-तीन बार दें। इससे लीवर ताकतवर होता है।
- बच्चों के सूखा रोग में अड़ूसा के ताजा पत्तों का चौथाई चम्मस रस दिन में तीन बार मधु, मिसरी, दूध अथवा पानी के साथ मिलाकर देना अनुभूत औषध है। ताजा पत्ता उपलब्ध नहीं होने पर सूखे पत्तों का 5–5 ग्राम चूर्ण भी उपयोगी है।
- यह रोग प्राय: बच्चों को होता है। रोग होने पर बच्चा दिन-ब-दिन सूखता चला जाता है। उसका पेट कठोर हो जाता है। इस रोग में अनार की जड़ की छाल का क्वाथ (काढ़ा) बनाकर देने से बहुत लाभ होता हुआ दिखाई दिया है। यह काढ़ा रोगी की कमजोरी, यकृत की वृद्धि, जीर्ण ज्वर इत्यादि रोगों में भी लाभ पहुँचाता है।
- यदि बालक के शरीर में रक्त की कमी हो, उसे सूखा रोग हो अथवा अन्य कोई रोग हो तो संतरे के रस के साथ समभाग में अंगूर का ताजा रस मिलाकर सेवन कराना चाहिए।

- टमाटर का रस नित्य पिलाएँ और आलू का मीठा हलुआ खिलाएँ। हलुआ भारी है तो टमाटर उसे पचा देगा। बच्चा हृष्ट-पुष्ट हो जाएगा।
- यदि बच्चा चबा सकता हो तो एक· दो खजूर शहद में डुबोकर खिलाएँ। पाँच-छह खजूर रोज खिला दें तो दस-ग्यारह दिन में बच्चे का विकास होने लगेगा।
- गर्मियाँ हों तो शहद का शर्बत पिलाएँ।
- बच्चे को सूखा रोग हो तो गौ-मूत्र में केशर मिलाकर पिलाएँ।
- अंजीर को दो-तीन दिन सिरके में गलाकर बच्चों को रोजाना सेवन कराने से उनके जिगर रोगों और बढ़ी हुई तिल्ली में काफी लाभ होता है।
- केसर के साथ दालचीनी पीसकर गोली बनाकर देते हैं। सूखा रोग पर कुंकुमासव दें।

बच्चों के कान का दर्द

- सरसों के तेल में चार कली लहसुन की डालकर पकाएँ। जब वह काली हो जाए तो वह तेल कान में टपकाएँ। इससे कान का दर्द, जख्म, पीप बहना आदि रोग ठीक होते हैं।
- शिशु मूत्र की 2-2 बूँदें उसके कान में टपकाने से कान का दर्द बन्द हो जाता है।
- अदरक का रस छानकर गुनगुना गरम करके कान में तीन-चार बूँदें टपकाएँ, इससे कान का दर्द, मैल जमना, फुँसियाँ निकलना, चोट लगना आदि ठीक होता है।
- नीम की पत्तियाँ पानी में उबालें। उबालते समय भाप कान में दें। बच्चे का कान का दर्द जाता रहेगा।
- माँ अपने दूध की कुछ बूँदें बच्चे के कानों में डाले।
- तुलसी के पत्तों का रस कुनकुना कान में डालने से कान-दर्द में लाभ होता है। भेड़ के दूध में सैंधा नमक रगड़कर कान में डालने में से आराम होता है। आक के पीले पत्ते पर घी चुपड़कर आग पर गरम करके उसका अर्क निचोड़कर कान में डालने से फायदा होता है।
- सुदर्शन के पत्तों का रस कुनकुना कान में डालने से दर्द में लाभ होता है। नीम के पत्ते के रस में शहद मिलाकर कान में डालने से कान बहना बन्द हो जाता है।
- कान में सनसनाहट होकर दर्द हो तो हो कपूर को पानी में घिसकर कान में डालना चाहिए।
- 30 ग्राम मूली के पत्तों के रस में 12 ग्राम सरसों का तेल मिलाकर धीमी आँच पर पकाएँ। जब रस जल जाए और तेल शेष रह जाए तो छानकर शीशी में भर

लें। एक-दो बूँद कान में टपका दें, कान का दर्द शान्त हो जाएगा।

- एक लौंग या एक कालीमिर्च या एक लहसुन की कली को कुचलकर आधा चम्मच नारियल या तिल के तेल में गरम कर लें। कान दर्द में गुनगुना रहने पर एक-दो बूँद कान में टपकाएँ, दर्द ठीक हो जाएगा।
- तुलसी और नीम की पत्तियों के रस में शहद मिलाकर बहते हुए कान में डालने से कान बहना बन्द हो जाएगा।

बाल रोग

- बच्चों के सिर पर अक्सर त्वचा कड़ी-सी पड़ कर पीली पड़ जाती है। पहले यह कुछ धब्बे में नजर आती है, फिर सारे सिर में फैल जाती है। रात को लिक्विड पैराफीन या पेट्रोलियम जैली बच्चों के सिर पर हल्के-हल्के हाथों से लगाइए। सुबह नहाते समय सिर साबुन से धोकर सिर सुखा दीजिए। धीरे-धीरे परेशानी दूर हो जाएगी।
- अगर बच्चा रात को या बे-समय रोता हो तो भुनी व पिसी एक चम्मच सौंफ को एक कप पानी में उबालकर छान लें, थोड़ी-सी चीनी डालकर रख लें। एक-एक चम्मच पिलाती रहें।
- बच्चों को सिरप (लिक्विड मेडिसिन) देने से पहले बर्फ के छोटे-छोटे टुकड़े या आइसक्रीम खिलाएँ, जिससे मुँह ठण्डा हो जाए, अब दवा दें। दवाई के स्वाद का पता नहीं लगता है।
- दवा की गोली देने से पहले बच्चे के मुँह में केले का पिसा हुआ टुकड़ा दें। वह उसे निगले उससे पहले दवा दे दें। केले के साथ दवा बच्चा आसानी से निगल जाएगा। केले से मुँह का स्वाद भी अच्छा रहेगा। बच्चे की पसंदीदा चीज़, जैसे—शहद, जैम, आइसक्रीम के साथ दवाई मिलाकर दे सकते हैं।
- बच्चे को टीका लगवाना है तो एक घण्टे पहले बच्चे को डॉक्टर से पूछकर दर्द निवारक दे दें। यह दर्द तो कम करती ही है साथ ही टीके के बाद होने वाले बुखार आदि से भी बचाती है।
- जहाँ तक सम्भव हो बच्चों को रोज टमाटर खिलाने चाहिएँ।
- बच्चों को हैजा होने पर टमाटर का रस पिलाएँ।
- चूने के निथरे पानी में थोड़ी-सी शक्कर या मिश्री मिलाकर आधा चम्मच से एक चम्मच रोज दो-तीन बार बच्चे को पिलाने से वह स्वस्थ रहता है।
- सोंठ, सैंधा नमक, हींग तथा भारंगी—इनका चूर्ण बनाकर घी में मिलाकर खिलाने से बालकों में बादी का दर्द दूर हो जाता है।
- बच्चों को भूख न लगने पर एक चम्मच अदरक के रस में नींबू का रस व सैंधा नमक एक गिलास पानी में डालकर पिलाएँ।

- बच्चों के लिए आँवले का रस या चूर्ण शहद में देना बहुत लाभकारी है।
- छोटे शिशुओं को मीठे संतरे का रस थोड़ी-थोड़ी मात्रा में प्रतिदिन पिलाने से उनका शरीर हृष्ट-पुष्ट होता है, रक्त शुद्ध रहता है, हड्डियाँ मजबूत होती हैं, शरीर बलवान होता है।
- बच्चों की स्मरण शक्ति व बुद्धि की कमी, बच्चों का पढ़ाई में मन न लगना आदि शिकायत में सूखे मेवे का सेवन कराना चाहिए। सूखे मेवे में बुद्धि बढ़ाने व मानसिक थकान दूर करने की अद्भुत शक्ति होती है।
- हल्दी, चन्दन को कूट-पीसकर बालक के शरीर पर उबटन करके स्नान कराएँ।
- दुबले-पतले बच्चों के शारीरिक विकास के लिए कच्चा नारियल विशेष लाभदायक है।
- काकड़ासिंगी, नागरमोथा, अतीस, पीपल, बंसलोचन, लाल चन्दन व सफेद चन्दन का बुरादा—प्रत्येक 10 ग्राम लें। 8 कि. चूने के निथरे पानी में काढ़ा बनाएँ। 2 कि. रहने पर उतार कर छान लें। 800 ग्राम मिश्री मिलाकर चाशनी कर लें। ठण्डा होने पर बोतलों में भर लें। बच्चों को प्रत्येक रोग में 5 से 60 बूँद तक देने से लाभ होता है। इसे 'बालक बालामृत' कहते हैं।
- खस चूर्ण, कमल गट्टे की गिरी का चूर्ण अर्क केवड़े के साथ देने से बालकों को अधिक प्यास लगनी बन्द हो जाती है।
- तुलसी के पत्ते, पोदीना, अतीस (अतिविषा)—ये सभी 50-50 ग्राम, धाय (धात्री) के फूल, मुलैठी (दोनों 100-100 ग्राम) लेकर पीस लें। 4 कि. पानी में इनको धीमी आँच पर पकाएँ। जब पानी चौथाई रह जाए तब उसमें एक किलो चूने का निथरा हुआ जल मिला लें। डेढ़ कि. चीनी की चाशनी बनाकर उसमें पहले बनाया गया काढ़ा अच्छी तरह मिला लें। इस दवा को साफ शीशी में बन्द करके रख लें। 2 चम्मच सुबह-शाम बच्चों को दें। इस दवा से बच्चों का बुखार, खाँसी, जुकाम, सूखा रोग आदि ठीक हो जाते हैं। साथ ही हड्डियाँ मजबूत बनती हैं। यह बालामृत है।
- तुलसी के पत्तों का रस 10 बूँद पानी में मिलाकर रोज बच्चों को पिलाने से स्नायु व माँसपेशियाँ व हड्डियाँ मजबूत होती हैं।
- तुलसी के पत्तों का रस बच्चों को पिलाने से स्मरण शक्ति बढ़ती है।
- तुलसी, अदरक का रस गरम करके ठण्डा होने पर शहद मिलाकर पिलाने से कब्जियत, अजीर्ण, वमन, हिचकी, श्वास, खाँसी, ज्वर आदि का भय नहीं रहता तथा बच्चा स्वस्थ रहता है।
- तुलसी की पत्तियों का रस देशी शक्कर के साथ पिलाने से निर्बलता दूर होकर बल की वृद्धि होती है। बालक की अवस्थानुसार 5-10 बूँदें दें।

- तुलसी की पत्तियों और अदरक के रस को शहद के साथ गरम करके पिलाने से भी दुर्बलता नष्ट होती है।
- कुछ बच्चों के पेट की चर्बी अनावश्यक रूप से बढ़ जाती है उसे घटाने के लिए तुलसी के बीज, मोथा, अतीस, कांकड़ासिंगी, केशर सबको समभाग में लेकर पीस लें। कपड़छान कर लें। तुलसी के स्वरस में खरल करके चने के बराबर गोलियाँ बना लें। बच्चों को दिन में 3-4 बार मधु के साथ इन गोलियों को देने से ज्वर, खाँसी, पीनस, दूध उलटना, श्वास आदि रोग दूर होते हैं।

बच्चों के कब्ज़

- अमलतास की फली के अन्दर की एक काली टिकिया (बीज नहीं, गोल काला पर्दा) लेकर उसे माँ के या गाय के दूध में घोलकर पिलाने से बच्चे की कब्ज़ दूर हो जाती है।
- बच्चा यदि पाँच-छः महीने का है तो दो-तीन चम्मच मुनक्के का रस देने से कब्ज ठीक हो जाती है।
- अतीस, पीपर, काकड़ासिंगी और नागरमोथा—इन चारों को खूब कूट-कूट कर महीन चूर्ण कर लें। आधा ग्राम चूर्ण जरा-से शहद में मिलाकर शिशु को चटाने और ऊपर से थोड़ा दूध पिलाने से बच्चे की पाचन शक्ति ठीक होती है। उदर विकार नष्ट होते हैं। सर्दी-खाँसी ठीक होती है। बच्चे को दूध व भोजन पचने लगता है, जिससे उसका शरीर हृष्ट-पुष्ट होने लगता है।
- छोटे शिशुओं को यदि कब्ज हो या आपको कहीं सुबह बाहर जाना हो और बच्चे ने टट्टी न की हो और रास्ते में करने का डर हो तो रुई में थोड़ी-सी ग्लिसरीन लगाकर बच्चे की गुदा के रास्ते से अन्दर घुसा दें, तो 10 मिनट में बच्चे की टट्टी आ जाएगी।
- हरड़ पानी में घिसकर बच्चे को दें, बिना वेदना के पाखाना करने लगेगा।
- छोटी हरड़ को पानी के साथ घिसकर आधा चम्मच की मात्रा में बच्चे को दें, तुरन्त दस्त लग जाएँगे।

बच्चों की पाचन शक्ति

- कुपोषण के शिकार बच्चों को नियमित रूप से मूँगफली खिलानी चाहिए।
- जिन बच्चों को रक्त की कमी है तथा वे कुछ भी पचा नहीं पाते हैं उन्हें अनार का रस पिलाने से आशातीत लाभ होता है!
- बच्चों अथवा बड़ों को दूध का पाचन नहीं होता हो तो दूध में पानी मिलाकर जायफल डालकर उबालें तथा छानकर पिलाएँ तो दूध पच जाएगा।
- बच्च्चों के दूध में एक हिस्सा मीठी नारंगी का रस मिलाकर पिलाएँ। यह बच्चों के लिए पौष्टिक पेय है और इससे वजन भी बढता है।

- आलू का रस दूध पीते बच्चों व बड़े बच्चों के लिए बहुत पौष्टिक है। बच्चे मोटे-ताजे हो जाते हैं। आलू को छीलकर कस लें और निचोड़ कर एक घण्टे के लिए ढक कर रख दें। एक घण्टे बाद ऊपर से निथार कर रस, दूध, शहद के साथ दे सकते हैं।
- एक बादाम रात में भिगो दें। सुबह उसका छिलका उतार कर पत्थर पर घिस लें। इसमें थोड़ा-सा ग्लूकोज मिलाकर प्रात: ख़ाली पेट चटाएँ। चौथे माह से इसे चटाने से शिशु का मानसिक व शारीरिक विकास अच्छा होता है।
- एक काबुली या बड़ी पीली हरड़ पत्थर पर एक-दो चम्मच पानी के साथ 5-7 घिसड़के इस प्रकार दें कि ऊपर का हिस्सा ही घिसे, अन्दर की गुठली नहीं। नित्य प्रात: शिशु को खाली पेट दें। एक साल नित्य दें। इससे शिशु हृष्ट-पुष्ट, हड्डियाँ मजबूत, रोग-प्रतिरोधक शक्ति बढ़ती है। सर्दी-जुकाम से बचाव होता है। सर्दियों में कटोरी को गरम करके तब उसमें हरड़ का पानी डालें।
- बच्चों को टमाटर का रस पिलाने से उनका अच्छा विकास होता है। जिन बच्चों को जन्म से ही गाजर का रस दिया जाता है, वे कदापि बीमार नहीं पड़ते। दूध के साथ गाजर का रस पिलाने से बच्चों का विकास तेजी से होता है।
- प्रतिदिन भोजन के बाद दो चम्मच अंगूर का रस देने से बच्चा हृष्ट-पुष्ट होता है। उसे सूखा रोग नहीं होता। कैसा भी सख्त कब्ज हो दूर होकर पेट साफ रहता है। चेहरा रक्तिम होता है।
- छोटे बालकों को अश्वगंधा चूर्ण 1/4 ग्राम और बादाम की एक गिरी पीसकर दूध के साथ मिलाकर देने से शरीर पुष्ट होता है।
- जिन बच्चों को मालिश का कोई तेल लाभ नहीं करता है उनकी गाय के दूध से बने घी से मालिश करें। बच्चा बहुत जल्दी तंदुरुस्त हो जाएगा। बच्चों के लिए मालिश बहुत आवश्यक है। यदि मालिश के तेल में पाँच-छ: लहसुन की कलियाँ तड़का कर लाल कर दी जाएँ तो इसके प्रयोग से बच्चों की हड्डियाँ मजबूत होती हैं।

खाँसी

- नागरमोथा, काकड़ासींगी, अतीस—इन तीनों को समभाग में लेकर बारीक पीस लें और इसमें चौगुना शहद मिला दें। इसे थोड़ा-थोड़ा बच्चों को चटाने से बच्चों के दस्त, बुखार, खाँसी आदि दूर होते हैं।
- छोटी पीपल का बारीक चूर्ण 1 ग्राम शहद में मिलाकर दिन में 3-4 बार चटाने से बालकों की खाँसी, ज्वर, तिल्ली, आफरा और हिचकी दूर होती है।
- सुहागा फूला हुआ 10 ग्राम, शहद 10 ग्राम—दोनों को खरल में घोटकर शीशी में भर लें। दिन में 2-3 बार आधा-आधा ग्राम दवा चटाएँ। बच्चों की खाँसी

के लिए अत्यन्त लाभदायक है। बच्चे आसानी से चाट लेते हैं।

- सुहागा सफेद 10 ग्राम, मुलैठी 20 ग्राम—दोनों को एक लीटर पानी में पकाएँ। आधा लीटर पानी रहने पर छान लें और आधा किलो खाँड डालकर चाशनी बना लें। 5 से 20 बूँद तक अवस्था के अनुसार दिन में 3-4 बार पानी के साथ दें। बच्चों की खाँसी के लिए अद्भुत दवा है।
- नौसादर 2 ग्रेन (1 रत्ती), पीपल छोटी 2 ग्रेन (1 रत्ती) दोनों को अत्यन्त बारीक पीसकर और तुलसी के 1 ग्राम रस में मिलाकर दिन में 2-3 बार देने से बच्चों की सर्दी से होने वाली खाँसी दूर हो जाती है।
- अनार का छिलका चूसने से, या पानी में भिगोकर बच्चों को पिलाने से खाँसी में लाभ होता है।
- तुलसी की मंजरी अदरक के रस में पीसकर शहद में मिलाकर चटाने से खाँसी दूर होती है।
- काली मिर्च, हल्दी, गरम दूध के साथ पिलाने से खाँसी नष्ट होती है। अडूसे के पत्ते और जड़ को सौंठ के साथ औटा कर पिलाने से खाँसी शान्त हो जाती है।
- अडूसा व काली मिर्च के क्वाथ को छान कर ठण्डा कर पिलाने से सूखी खाँसी दूर होती है।
- अदरक के रस में शहद, पीपल और जवाखार डालकर चटाने से खाँसी दूर होती है।
- मुलैठी और पीपल का चूर्ण शहद में चटाने से खाँसी में लाभ होता है।
- फिटकरी को तवे पर गरम करके उसका फूलिया बनाकर उसके चूर्ण को शहद में चटाने से बालकों की खाँसी में लाभ होता है।
- सर्दी में बालकों की धूप में मालिश करने से खाँसी व श्वास के रोग मिटते हैं। गुलबनफशा, उन्नाब, खतमी, अतीस, मुलैठी—बराबर-बराबर लेकर चूर्ण बनाएँ और उसे पानी में गरम करके काढ़ा बना, मल एवं छान कर गुनगुना बाल को पिलाने से अवश्य खाँसी में लाभ होता है।
- भूरीगनी के फूल घिसकर उसमें थोड़ा काला नमक मिलाकर पिलाएँ तो खाँसी मिट जाएगी।
- तेलिया सुहागा 1/8 ग्राम भर शहद में मिलाकर चटाएँ।
- काकड़ासिंगी 1/8 ग्राम भर शहद में मिलाकर चटाएँ।
- अडूसा 1/2 ग्राम, काकड़ासिंगी 1/4 ग्राम, भाडंगी 1/4 ग्राम, अनार का छिलका 1/4 ग्राम—इन सबको कूट-छानकर 100 ग्राम पानी में गरम कर लें। फिर 10 ग्राम शहद मिलाकर या गुड़ मिलाकर दिन में 3 बार थोड़ा-थोड़ा करके पिलाएँ।

- गेहूँ की चोकर 10 ग्राम थोड़ा-सा नमक मिला पानी में गरम करके छानकर पिलाएँ।
- तवे में थोड़ा पानी छमक उसमें थोड़ा नमक मिलाकर पिलाएँ।
- भूने चने पीसकर बताशे मिलाकर खिलाएँ।
- बहेड़े की छाल 1/4 ग्राम, काला नमक 1/4 ग्राम—इनको घिसकर गरम करके दिन में 3 बार दें।
- बंसलोचन व पीपल थोड़ी-थोड़ी लेकर शहद में मिलाकर चटावें।
- अड़ूसा 1/4 ग्राम, मुलैठी 1/4 ग्राम, मुनक्का नग 4, काकड़ासिंगी 1/4 ग्राम, बिराली 1/4 ग्राम—इन सबको थोड़े पानी में गरम करके थोड़ा-सा शहद या गुड़ मिलाकर पिलाएँ।
- गावजबां के फूल 1/4 ग्राम, मुलैठी 1-4 ग्राम, खतमी 1/4 ग्राम—इनको गरम करके थोड़ा-सा शहद या गुड़ मिलाकर दिन में 2 बार पिलाएँ तो खाँसी दूर हो जाएगी।
- पेनकिलर 2 ग्राम को शहद में 20 ग्राम में मिलाकर शीशी में रख दें। थोड़ा-थोड़ा अँगुली से चटाएँ तो खाँसी अवश्य मिट जाएगी।
- अदरक का रस 1 ग्राम में नमक मिलाकर चटाएँ तो खाँसी मिट जाएगी।
- खाँसी-जुकाम, बुखार में मुनक्का व मुलैठी बच्चों को देने से फायदा होता है।
- धनिया और शक्कर को चावल के मांड में पिलाने से बच्चों की खाँसी मिटती है।
- छोटी कटेरी के फूलों को केशर में पीस लें। इस चूर्ण को 1 ग्राम वजन में लेकर थोड़े शहद में मिलाकर दिन में तीन बार चटाने से सब तरह की खाँसी ठीक होती है, बच्चों की खाँसी की यह अच्छी दवा है।
- अनार के एक चम्मच रस में लहसुन के रस की 20-25 बूँदें टपका कर शिशु को चटाने से शिशु की खाँसी बन्द हो जाती है।
- खसखस के चूर्ण को मधु के साथ देने से बालकों की खाँसी और श्वास रोग मिटते हैं।
- छोटे बच्चों को खाँसी होने पर छोटी इलायची को बड़ी सुई की नोक पर अटका कर सरसों के तेल के दीये में जला लें। हाथ से चूरा बनाकर माँ के दूध में घोलकर पिलाएँ। बच्चे को आराम मिलेगा।
- बच्चे को खाँसी होने पर हल्के गर्म घी में सेंधा नमक का बारीक चूर्ण मिलाकर छाती पर मलें। कफ निकल जाएगा।
- प्याज काट कर इसमें एक चम्मच चीनी व एक छोटा चम्मच अदरक का रस मिला दें और रात भर एक कटोरी में रखा रहने दें। सुबह निचोड़ कर रस निकाल लें। छोटे बच्चों के लिए खाँसी की उत्तम दवा है।

- अनार के सूखे छिलके का चूर्ण आधा चम्मच, आधा कप पानी में उबालें। जब पानी एक-चौथाई रह जाए तो चुटकी भर चीनी मिलाकर बच्चे को पिला दें। एक दिन में ही आराम मिलेगा।
- सोंठ, प्याज व तुलसी की मंजरी को कूटकर शहद मिलाकर चाटने से सूखी खाँसी और बच्चों के दमे रोग में लाभ होता है।
- अदरक का रस 5 ग्राम, तुलसी की पत्तियों का रस 15 ग्राम, शहद 25 ग्राम, अजवाइन 5 ग्राम को मिलाकर खरल करें। प्रतिदिन 30 से 60 बूँद बच्चों को पिलाने से बच्चों का श्लेष्म और खाँसी की शिकायत दूर हो जाएगी।
- सोंठ, पीपल, दाख़ को शहद या घी में घोट कर चटाने से बच्चों की हर तरह की खाँसी चली जाती है।
- सोंठ, कालीमिर्च, पुराना गुड़, सेंधा नमक—इन सबका काढ़ा बनाकर छानकर दोनों समय पिलाने से बच्च्चों की खाँसी नष्ट होती है।
- बच्चों की खाँसी दूर करने में सौंफ हितकारी है। सौंफ एवं अजवाइन 2-2 चम्मच की मात्रा में लेकर आधा किलो पानी में उबालें। उबालकर 2 चम्मच शहद मिलाकर छान लें। हर घण्टे में इसके 2-2 चम्मच पिलाएँ।
- पुराने घी में कपूर मिलाकर बच्चों की छाती पर मलने से सर्दी, खाँसी में आराम मिलता है।
- बच्चों की खाँसी और साँस फूलने पर अनार के पेड़ की छाल चुसाना और काली मिर्च डालकर अनार का रस पिलाना लाभप्रद रहता है।
- बच्चों को सर्दी लग जाने पर जायफल को देशी घी के साथ मिलाकर हाथ-पैरों पर मालिश करें या जायफल घिसकर (आधा चम्मच) गर्म दूध में मिलाकर देने से (बलगम से) शीघ्र राहत मिलती है।
- तुलसी के पत्तों का 3 ग्राम रस गुनगुना करके उसमें 5 बूँदें शहद मिलाकर बच्चों को 3-3 घण्टे बाद 4 बार पिलाने से सर्दी, खाँसी, कफ की गड़गड़ाहट दूर होती है।
- जिन बच्चों को बड़ी जल्दी सर्दी पकड़ लेती है उन्हें 1-2 पत्तियाँ तुलसी की रोज खिलाएँ दोबारा सर्दी का असर नहीं होगा।
- तुलसी के पत्तों का एक चम्मच रस बच्चों को खाँसी होने पर दिन में 2-3 बार दें।

काली खाँसी

- नारियल का असली शुद्ध तेल 3-3 ग्राम दिन में तीन बार दें। 1 से 4 वर्ष तक के बच्चों की काली खाँसी के लिए अद्भुत प्रयोग है।
- दही दो चम्मच, चीनी 1 चम्मच, काली मिर्च का चूर्ण 6 ग्रेन (3 रत्ती) मिलाकर चटाने से बच्चों की काली खाँसी और बूढ़ों की सूखी खांसी में अद्भुत लाभ होता है।

- काली बकरी का दूध बल और आयु के अनुसार 100 ग्राम से 250 ग्राम तक दो सप्ताह तक पिलाएँ, काली खाँसी का नाम-निशान भी नहीं रहेगा।
- लहसुन की कलियों को छीलकर उन्हें माला की तरह एक धागे में पिरो लें और थोड़ी-सी बच पीसकर एक कपड़े में पोटली बनाकर उस माला के बीच में बाँध दें और माला बच्चे के गले में पहना दें। जब बच्चे को खाँसी चले तो पोटली बच्चे के मुँह के सामने कर दें। काली खाँसी की यह अचूक व अनुभूत औषधि है।
- काली खाँसी में कदली के पुष्प को तवे पर जलाकर भस्म कर लें तथा एक काँच की शीशी में भरकर रख लें। जब खाँसी का वेग हो तब 4 रत्ती की मात्रा शहद के साथ दें, तुरन्त वेग शान्त हो जाएगा। रत्ती भर फिटकरी की भस्म (तवे पर बना लें) दूध में मिलाकर पिला दें। माँ का दूध पीता हो तो माता अपने स्तन पर लेप कर ले तो बच्चा दूध पिएगा तब अपने-आप मुँह में दवा चली जाएगी। वरना पानी में घोलकर पिला दें। बच्चा बड़ा हो तो फिटकरी भस्म दो रत्ती, मिश्री या शक्कर मिलाकर पिला दें।
- केले के वृक्ष के तने के भीतरी भाग को टुकड़े-टुकड़े करके धूप में सुखाकर चूर्ण बना लें। एक छोटा चम्मच चूर्ण शहद के साथ सुबह-शाम 8-10 दिनों तक प्रतिदिन चटाएँ। बच्चों की काली खाँसी पूर्णत: ठीक हो जाएगी।
- सिगरेट की राख 1 ग्राम और मधु (शहद) 10 ग्राम दोनों को मिला लें और 1 ग्राम से 3 ग्राम तक दवा दिन में दो बार चटाएँ। काली खाँसी के लिए रामबाण और चमत्कारी दवा है। इससे श्रेष्ठ नुस्खा मिलना कठिन है।
- पीपल के पत्तों की भस्म (राख) 5 ग्राम, बाँसें के पत्तों की भस्म 5 ग्राम, केले के पत्तों की भस्म 5 ग्राम, अपामार्ग (चिरचिटा) के पत्तों की भस्म 5 ग्राम—इन सबको शीशी में भर लें। 1 ग्राम दवा शहद में मिलाकर चटाएँ। यह काली और सूखी खाँसी की रामबाण दवा है। खाँसी दुम दबाकर भाग जाएगी।
- केले के सूखे पत्तों (जो पीले होकर सूख जाते हैं) को कूट-पीसकर कपड़छान कर लें। आधा-आधा ग्राम दवा शहद में मिलाकर कई बार चटाएँ। काली खाँसी का अचूक एवं चमत्कारी इलाज है।
- मक्का (मकई) के बीज निकाले हुए भुट्टे को जलाकर राख बना लें। यह राख 1 से 2 ग्राम तक शहद में मिलाकर दिन में 2-3 बार चटाएँ। काली खाँसी में अतीव गुणकारी है।
- तुलसीपत्र और कालीमिर्च बराबर पीस कर मूँग के बराबर गोलियाँ बनाएँ और एक-एक गोली दिन में 3-4 बार खिलाएँ तो बच्चों की काली खाँसी दूर हो जाएगी।
- तुलसी की मंजरी को अदरक के रस में पीसकर मधु मिलाकर चटाने से काली खाँसी दूर हो जाती है।

- तुलसी की मंजरी 12 ग्राम, बच 12 ग्राम, पीपल छोटी 6 ग्राम, मुलेठी 6 ग्राम, शक्कर 30 ग्राम—इन सबको आधा किलो जल में औटाएँ। जब पानी 125 ग्राम रह जाए तो एक-एक चम्मच बच्चे को दिन में 5-6 बार चटाएँ तो कूकर खाँसी, धाँसी मिट जाएगी।

बिस्तर पर मूत्र करना

- यदि बच्चा रात को सोते-सोते बिस्तर पर मूत्र कर दे तो अखरोट की एक गिरी तथा 5 ग्राम मेवा (किशमिश) खिला दें। एक सप्ताह या दस दिन में कष्ट दूर हो जाएगा।
- कोई-कोई बालक बिस्तर पर पेशाब कर देता है। यह रोग है जो चिकित्सा कराने से ठीक हो जाता है। एक ग्राम पिसा हुआ आँवला, एक ग्राम पिसा हुआ काला जीरा और दो ग्राम पिसी हुई मिश्री मिलाकर फँकी लें। ऊपर से ठण्डा पानी पिलाएँ बिस्तर पर पेशाब करने का रोग दूर हो जाएगा।
- बच्चा बिस्तर पर पेशाब करता हो तो नित्य रात को कुछ दिन 2 छुहारे खिलाएँ।
- बिस्तर पर पेशाब करने वाले बच्चे (लड़का हो या लड़की) को जामुन की गुठली को पीसकर एक चाय की चम्मच की फँकी पानी से देने पर यह रोग दूर हो जाता है।
- 50 ग्राम काले तिल, 25 ग्राम अजवाइन, 100 ग्राम गुड़ में मिला लें। इसे 8 ग्राम सुबह, शाम दो बार नित्य खाते रहने से बार-बार पेशाब जाना एवं बच्चों का बिस्तर पर पेशाब करना बन्द हो जाएगा।
- गोखरू, गिलोय, आँवला, जवासा, कुश का काढ़ा पिलाने से बालक बिस्तर पर पेशाब नहीं करता है।
- जो बच्चे बिस्तर गीला करते हैं उन्हें 40 दिन तक तिल का लड्डू खाने को दें। खूब चबवा कर लड्डू खिलाएँ व ऊपर से ठण्डे फीके दूध में एक चम्मच शहद डालकर पिला दें।
- छोटे बच्चे बिस्तर में पेशाब कर देते हैं। उन बच्चों को अजवाइन सेवन करानी चाहिए।
- अंधेरा उतरने के बाद चाय-दूध न पिलाएँ। नमकीन पदार्थों से पानी की प्यास लगती है और पानी पेशाब बनकर उतरता है। अत: आलू का हलुआ दें खाने के लिए।
- एक छुहारे को पाव भर दूध में उबालें। जब छुहारा फूल जाए तो दूध आग से उतार लें। इस दूध को पीने से सप्ताह भर में बच्चा बिस्तर पर पेशाब करना बन्द कर देगा।

- सोंठ, काली मिर्च, पीपल, इलायची एवं सेंधा नमक का मिश्रण करके रख लें। प्रतिदिन शहद के साथ बच्चे को देने से बच्चा रात्रि में बिस्तर पर पेशाब करना छोड़ देगा।
- सोंठ, पीपल, मिश्री, छोटी इलायची और सेंधा नमक तथा शहद—इनको पीसकर चटनी-सी बनाकर बच्चे को चटाएँ। इससे पेशाब की जलन आदि सभी मूत्र रोग ठीक हो जाते हैं।
- बड़ा होने पर बच्चा बिस्तर गीला करता है तो 100 ग्राम भूना हुआ तिल 15 ग्राम, अजवाइन तथा 100 ग्राम गुड़ की चाशनी के लड्डु बनाकर रखें। सोने के दो घण्टे पूर्व दूध के साथ 20-20 ग्राम के एक या दो लड्डू खिलाएँ।
- कबूतर की बीट सुखाकर चूर्ण बनाकर आटे के साथ मिलाकर रोटी बनाकर बच्चों को खिलाने से बच्चे बिस्तर पर पेशाब करना छोड़ देते हैं, परीक्षित है।
- गुलाब के फूल, मकोय, उन्नाव, लसोड़े, मुनक्का, अमलतास का गूदा बराबर लेकर कूटकर उसको पानी में गर्म करके काढ़ा बनाएँ और मल छानकर बालक को दो-तीन बार गुनगुना पिलाएँ।
- 10 ग्राम प्याज के अर्क में 3 ग्राम एलुआ घोलकर गर्म करके पसलियों पर हल्के हाथ से लगाएँ।

खसरा व चेचक

- करेले के पत्तों का रस 10 ग्राम से 20 ग्राम में हल्दी का चूर्ण 1 से 3 ग्राम तक मिलाकर पिलाने से खसरा दूर हो जाता है।
- चिरौंजी, लाल सरसों, बादामगिरी, पोस्त के दाने, पालक के बीज, दही, नीला थोथा भुना हुआ लेकर इन्हें दही के साथ पीस लें और प्रतिदिन दही के साथ घोलकर शरीर पर हल्के हाथ से लगाएँ और दो-तीन घण्टे बाद नीम के साबुन से स्नान करा दें।
- बच्चों को चेचक या माता निकलने पर कमरा साफ करके नीम की ताजी पत्तियाँ बिस्तर पर चारों तरफ फैला दें।
- नीम की कोपलें 5, मुनक्का 7, पीपल 1, काली मिर्च 7, लौंग 3 एवं सांभर नमक 1 ग्राम एक छटाँक पानी में पीसकर फूल या ताबें की कटोरी में गरम करके बच्चे को सुबह-शाम पिलाएँ। यह 12 वर्ष की उम्र वालों की खुराक है। कम आयु वाले को अनुपात में कम कर दें।
- माता टल जाए तो काश्कारी सफेद मक्खन गुलाब जल में घोलकर लेप करें।
- तुलसी की मंजरी, अजवाइन और अदरक—समान भाग में पीसकर देने से बच्चे की शीतला व चेचक ठीक हो जाती है।
- तुलसी की मंजरी 12 ग्राम, मेथी 12 ग्राम तथा कूट 36 ग्राम—सबको चौगुने

जल में पकाएँ। जब चौथाई जल शेष रहे तब छानकर पिलाएँ तो शीतला ज्वर शान्त हो जाएगा।

- चेचक व खसरे के दाने सूख जाने पर नारियल के तेल में कपूर मिलाकर लगाने से ठण्डक मिलती है तथा खुजलाहट भी दूर होती है।
- खसरा निकलने के बाद शरीर में जलन व खुजली हो तो सूखे आँवलों को पानी में उबालकर ठण्डा होने पर इससे नित्य शरीर धोयें। खुजली जलन दूर हो जाएगी।
- बोदरी माता से शरीर में गर्मी हो तो मक्खन और मिश्री समान मात्रा में मिलाकर दो चम्मच नित्य प्रातः चाटें।
- खसरा निकलने पर दो लौंग को घिसकर शहद के साथ लेने से खसरा ठीक हो जाता है। यह प्रयोग अनुभूत है।
- बच्चों को चेचक या माता निकलने पर कमरा साफ करके रोगी के बिस्तर नीम की पत्तियाँ बिछा दें। नित्य तीन बार बिछोने की पत्तियाँ बदलें। रोगी के पीने के पानी में नीम की पत्तियों का रस देना उपयोगी है। नीम की टहनी से उसे हवा करनी चाहिए। इससे रोगी के भीतर का दाह शान्त होता है। चेचक के दाने शीघ्र ठीक हो जाते हैं।
- धनिया और जीरा रात को मिट्टी के बर्तन में भिगो दें, सुबह मसल-छानकर उसमें शक्कर मिलाकर चार-पाँच दिन पीने से चेचक के बाद शरीर में गर्मी शान्त हो जाती है।
- चेचक के रोगी को शहद चटायें और फफोलों पर जो फूट गये हैं शहद लगायें। इससे निशान नहीं पड़ते। आँखों में भी शहद लगाते रहें, इससे आँखों में चेचक के दाने नहीं होगें।
- संतरे के छिलके सुखाकर चूर्ण कर लें। चूर्ण में गुलाब जल मिलाकर चेचक के ताजे दाग पर लेप करते रहें। कुछ ही दिनों में त्वचा एक सार हो जाएगी।
- चेचक के रोगी को अंगूर, मुनक्का व किशमिश खिलाने से लाभ होता है।
- चेचक निकलने पर हल्दी और इमली के बीजों का चूर्ण देने से चेचक शीघ्र ठीक होती है।
- चेचक के दानों में घाव हो गये हो तो हल्दी व सूखे कत्थे को बारीक पीस लें तथा घावों पर सूखा ही बुरक दें। घाव भर जावेंगे।
- तुलसी के पत्तों के साथ अजवाइन पीसकर नित्य सेवन से चेचक का ज्वर कम हो जाता है।
- तुलसी की मंजरी, अजवाइन, अदरक—सगान मात्रा में पीसकर देने से बच्चों को शीतला व चेंचक ठीक हो जाती है।
- तुलसी की मंजरी 12 ग्राम, मेथी 12 ग्राम, कूट 36 ग्राम—सबको चौगुने पानी

में पकायें। जब चौथाई जल शेष रहे तब छानकर पिलायें। शीतला ज्वर शान्त हो जायेगी।

- माता टल जाने पर काशकारी सफेद मक्खन, गुलाबजल में घोलकर लेप करें।
- नीम की कोपले 5, मुनक्का 7, पीपल 1, काली मिर्च 7, लौंग 3 एवं सांभर नमक 1 ग्राम, एक छटाँक पानी में पीसकर फूल या तांबे की कटोरी में गरम करके बच्चे को सुबह-शाम पिलाएँ। यह 12 वर्ष उम्र वालों की खुराक है। कम आयु वालों को अनुपात में कम कर दें।

बच्चों के दाँत निकलना

- दाँत निकलने से पहले तुलसी का रस पिलाते रहे तो दाँत बिना कष्ट के सरलता से निकलते हैं।
- संतरे का रस कवोष्ण (मन्द-मन्द गरम) करके दो-दो चम्मच करके पिलाइए। बच्चे की उल्टी, अपच, पेट व छाती की जलन दूर होगी। दाँत निकलने में सुविधा होगी।
- दाँत निकलते सम्य तुलसी के दो रत्ती चूर्ण को अनार के शर्बत में घोलकर पिलाने से दाँत सरलता से निकल आते हैं।
- जहर मोहरा असली, कपूरकचरी असली—दोनों समभाग में लेकर बारीक चूर्ण बना लें। 2 ग्रेन से 4 ग्रेन (1 रत्ती से 2 रत्ती) तक शहद में मिलाकर दिन में 3-4 बार दें। इसका सेवन कराने से बच्चों की बदहज़मी, कै, दस्त, बुखार, कब्ज़, नज़ला और जुकाम दूर होते हैं। दाँत निकलने के समय में होने वाले समस्त रोगों में गुणकारी है। बच्चों को हृष्ट-पुष्ट बनाता है।
- छोटे बच्चों को नित्य छाछ पिलाने से दाँत निकलने में कष्ट नहीं होता और दाँतों का रोग भी नहीं होता।
- बच्चे के दाँत निकलते समय यदि रोता हो तो गाय के दूध में मोटी सौंफ उबाल कर छान कर बोतल भर लें तथा एक-एक चम्मच चार बार पिलाएँ। इससे दाँत सरलता से निकल आएँगे।
- दो चम्मच अंगूर का रस सुबह-शाम दो बार नित्य पिलाने से दाँत सरलता से निकल आते हैं। शिशुओं की कब्ज़ दूर होती है।
- जरा-सा मक्खन और शहद मिलाकर नित्य तीन बार मसूड़ों पर लगाने से दाँत सरलता से निकल आते हैं।
- तुलसी के पत्तों का रस और शहद मिलाकर मसूड़ों पर मालिश करें और शिशु को चटाएँ। इससे दाँत सरलता से निकल आते हैं।
- गाय के दूध में मोटी सौंफ उबालकर छान लें। इसमें से दिन में 3-3 बार एक-एक चम्मच करके पिलाने से बच्चे के दाँत सरलता से निकलते हैं।

- तुलसी की पत्तियों के 2 रत्ती चुर्ण को अनार के शर्बत में मिलाकर दाँत निकलते समय पिलाने से दाँत सरलता से निकलते हैं। सर्दी में हल्का सा गर्म कर लें।

हिचकी आना

- पीपल के चूर्ण में शक्कर मिलाकर चटाने से हिचकी आना बन्द हो जाती है यदि बालक को हिचकी अधिकता से आने लगे और अपने आप बन्द न हो तो थोड़ी-सी कलौंजी को पीसकर शहद में मिलाकर चटाएँ।
- नारियल की डाढ़ी की भस्म को पानी में घोलकर पिलाने से हिचकी बन्द हो जाती है।
- मुलैठी के चूर्ण को शहद के साथ चाटने से हिचकी बन्द हो जाती है।
- पोदीने को काले नमक के साथ पीसकर उस चटनी को चाटने से हिचकी बन्द हो जाती है।
- पोदीने को शक्कर में पीसकर चाटने से हिचकी आना रुक जाती है।
- सोंठ और नीम गिलोय के चूर्ण को नाक में सुँघाने से हिचकी बन्द हो जाती है।

निमोनिया (पसली चलना)

- तुलसी के 2 पत्ते व एक लौंग मिलाकर पानी में घिस कर बच्चों को पिला दें। बुखार उतर जाएगा। पसली चलना बन्द हो जाएगा।
- यह रोग बालकों में प्राय: अजीर्ण से होता है या ठण्ड की अधिकता का प्रभाव फेफड़ों पर पड़ जाने से होता है। इसमें गुलबनफशा, गुलनीलोफर, गुलाब के फूल, मकोय, उन्नाव, ल्हिसौड़े, मुनक्का, अमलतास का गूदा बराबर-बराबर लेकर कूटकर उसको पानी में गरम करके काढ़ा बनाएँ और मल-छानकर बालक को दो-तीन बार गुनगुना पिलाएँ। तथा 10 ग्राम प्याज के अर्क में तीन ग्राम एलुआ को घोलकर गरम करके पसलियों पर हल्के हाथों से लगाएँ।
- यदि किसी बच्चे की पसली चले तो पीपल की दो गाँठों को अंगारों पर भून लें, तत्पश्चात् बारीक पीस लें तथा इसे शुद्ध शहद में (मात्रा 1 चम्मच) मिलाकर बच्चे को 2-3 बार खिलाएँ तो पसली चलना बन्द हो जाएगी।
- बेलपत्र पीसकर बच्चों की पसलियों पर लेप कर दें।
- बेल की जड़, छाल, पत्ते, पाड़ा, नागरमोथा, त्रिफला और कटेरी—ये सब पाँच-पाँच ग्राम लेकर जौ-कूट करें। सौ ग्राम पानी में काढ़ा तैयार करें। जब पानी आधा रह जाए तो छान लें, थोड़ा-सा गुड़ मिलाकर एक-एक चम्मच काढ़ा दस-दस मिनट के अन्तर से पिलाते रहें। बच्चों को आराम मिलेगा।
- अमलतास की फली जलाकर भस्म कर लें। दो ग्राम भस्म पाँच ग्राम शहद में मिलाकर बच्चे को चटाएँ। रामबाण है।

- बैंगन काटकर भून डालें और थोड़ा सज्जीखार डाल दें। ठण्डा करके बच्चे के पेट पर बाँध दें।
- लहसुन का रस एक चम्मच गरम पानी में मिलाकर पिलाना गुणकारी है। इससे सीने में दर्द कम होता है।
- बच्चों को निमोनिया, श्वास होने पर थोड़ी-सी हींग पानी में घोलकर देने से लाभ होता है। कफ पतला होकर निकल जाता है।
- 5 पत्तियाँ तुलसी की और 2 काली मिर्च पीस कर पानी में मिलाकर पिलाने से निमोनिया में लाभ होता है।
- बच्चों के श्वास रोग में तुलसी के पत्तों का रस पाँच बूँदें आधा चम्मच शहद में मिलाकर पिलाने से लाभ होता है।
- तुलसी की 5 पत्तियाँ और 2 कालीमिर्च पीसकर पानी में मिलाकर पिलाने से बच्चों के निमोनिया में लाभ होता है।

बच्चों का दूध उलटना (उल्टी, कै)

- एक चम्मच कच्चे नारियल का पानी रोज शिशु को पिलाने से दूध उलटना रुक जाएगा।
- गरमी में प्राय: शिशु दूध उलट देते हैं। उन्हें एक चम्मच डाभ का पानी पिलाएँ, तुरन्त राहत मिलेगी।
- बच्चों के पेट के रोगों में सौंफ का चूर्ण छः ग्राम (दो चम्मच), दो सौ ग्राम (एक कप) पानी में अच्छी तरह उबाल लें और छानकर ठण्डा कर शीशी में भरकर रख लें। इसे एक-एक चम्मच की मात्रा से दिन में तीन बार बच्चे को पिलाने से पेट का आफरा, अपच, दूध फेंकना, मरोड़ आदि शिकायतें मिट जाती हैं।
- 200 ग्राम दूध उबालते समय एक ग्राम पीपल दूध में डाल दें। दूध औटाने के बाद पीपल निकालकर फेंक दें। पीपल दूध में विद्यमान दोषों को दूर कर देती है और दूध सुपाच्य हो जाता है।
- नीबू के रस की पाँच बूँदें तीन चम्मच पानी में मिलाकर पिलाएँ, शिशु दूध नहीं उलटेगा।
- बच्चा दूध उलटता हो, दूध से घृणा हो तो दूध के स्थान पर दही, छाछ दें। दूध में आम या केला मिलाकर दें।

नींद न आना

- यदि बच्चे को नींद न आए और उसको कोई और दूसरी पीड़ा न हो तो उसके मस्तिष्क को तरावट पहुँचाकर नींद आने के लिए कद्दू या काहू का तेल सिर में हल्के हाथ से मलिए।

बच्चों के ज्वर

- काकड़ासिंगी, नागरमोथा, अतीस और पीपल के चूर्ण का शहद के साथ सेवन कराने से बच्चों का ज्वर दूर होता है।
- गुरिच का रस समस्त प्रकार के ज्वरों को दूर करता है। पीपल को बारीक पीसकर शहद में चाटने से ज्वर समाप्त हो जाता है।
- सोंठ और गिलोय का काढ़ा पिलाने से ज्वर मिटता है।
- काली मिर्च को तुलसी के पत्तों के साथ पीसकर शहद से चटाना चाहिए।
- तुलसी के 2 पत्ते, 1 लौंग मिलाकर पानी में घिसकर बच्चे को पिला दें। बुखार उतर जाएगा।
- बालकों को कफ-विकार, ज्वर आदि होने पर केसर, दूध में घिसकर आग पर गरम कर सुखोष्ण पिलाते हैं तथा केशर व जायफल को पानी में घिसकर कपाल, नाक और छाती पर लेप करते हैं।
- तुलसी-पत्र, बबूल की कोपलें और अजवाइन 10-10 ग्राम लें। इसमें से 5 ग्राम लेकर 50 ग्राम पानी में उबालें। एक-चौथाई पानी शेष रहने पर छान लें। उसमें शक्कर मिलाकर बच्चों को देने से सभी प्रकार के ज्वरों में लाभ होता है।
- तुलसीपत्र 10 ग्राम, मेथी 10 ग्राम, 5 ग्राम कुटकी—इन सभी को 50 ग्राम पानी में उबाल लें। एक-चौथाई पानी शेष रहने पर उसे छानकर, ठण्डा करके पिलाने से शीत ज्वर में लाभ होता है।

तुतलाना-हकलाना

- दालचीनी का टुकड़ा कुछ दिन चूसने से तुतलाना ठीक हो जाता है।
- अकरकरे को दिन में पाँच-सात बार चूसें।
- आँवला और मिश्री को मुँह में रखकर चूसें।
- पीपल चूसायें।
- अदरक में सेंधा नमक लगाकर चूसें, फिर चबाकर खा लें। इससे जीभ पतली हो जाएगी।
- भुने चने को पीसकर उसमें थोड़ा सेंधा नमक और काली मिर्च मिलाकर दिन में दो-तीन बार थोड़ी-थोड़ी खिलाएँ। 1 मास तक दें तो तुतलाना मिट जाएगा।
- चने की दाल 20 ग्राम रात को पानी में भिगो दें। सुबह उसमें अजवाइन एक ग्राम, काली मिर्च, एक ग्राम, सेंधा नमक 1/2 ग्राम मिलाकर खिलाएँ। दो मास तक सेवन करें। तुतलाना मिट जाएगा।
- दस बादाम गिरी, दस काली मिर्च—दोनों को बारीक पीस कर मिश्री मिलाकर चटाने से तुतलाना ठीक होता है।

- कुलफे (शाक रस) के रस से रोजाना गरारे करें। तुतलना-हकलाना, बोलते-बोलते अटकना आदि वाणी के सारे दोष दूर हो जाएँगे।
- ग्यारह बादाम रोज रात को भिगो दें। सुबह छिलका उतार कर रगड़ें और ताजा मक्खन के साथ मिश्री मिलाकर चटाएँ। इक्कीस दिन में जिह्वा के सारे दोष निकल जाएँगे, किन्तु फिर भी आप दो-ढाई महीने तक यह टॉनिक देते रहें।
- बच्चा यदि एक ताजा आँवला रोज खाए तो तुतलाना और हकलाना मिट जाएगा। जीभ पतली और आवाज साफ आने लगेगी।
- बादाम गिरी सात, काली मिर्च सात—दोनों को पानी के साथ पीस लें। इसमें जरा-सी पिसी मिश्री डालकर चटनी जैसा बनाकर प्रातः खाली पेट चटाएँ।
- बच्चा स्पष्ट न बोलता हो और बहुत जोर लगाकर भी हकलाता हो तो दिन में दो बार 2 काली मिर्च मुँह में रखकर चबाएँ और चूसें। यह प्रयोग लम्बे समय तक करें।
- हकले व्यक्ति यदि खरबूजे का भरपूर प्रयोग करें तो उनकी बोली में सुधार हो सकता है।
- कुलिंजन के छोटे-छोटे टुकड़े मुँह में रखकर चूसें, करीब 3 महीने तक तथा भोजन के आधे घण्टे बाद सारस्वतारिष्ट 2-2 चम्मच समान जल में मिलाकर लें। इससे हकलाना ठीक हो जाएगा।
- तुतलाहट, हकलाहट में छोटी इलायची, कुलिंजन, अकरकरा, बच तथा लौंग। ये सभी 25-25 ग्राम लेकर चूर्ण कर लें। इस चूर्ण को आधा चम्मच की मात्रा में सुबह-शाम ब्राह्मी अर्क के साथ 2-3 माह तक लें। भोजन के आधे घण्टे बाद 3-3 ढक्कन।

मुँह में छाले

- बबूल के फूलों को पीसकर, शहद में मिलाकर बच्चों की जीभ पर लगाने से मुख के छाले मिट जाते हैं।
- एक रत्ती फूली हुई फिटकरी और एक ग्राम पान वाला कत्था मिलाकर बच्चों की जीभ और मसूड़ों पर अँगुली से लेप दें और मुँह नीचे को झुका दें रात भर रहने दें।
- छाले होने पर एक केला गाय के दही के साथ प्रातःकाल बच्चों को खिलाएँ।
- शहतूत का शर्बत एक चम्मच एक कप पानी में मिलाकर गरारे करवाएँ। छालों में लाभ होगा।
- टमाटर का रस पानी में मिलाकर गरारे करवाएँ, यदि बच्चे के बार-बार छाले हो जाते हैं तो टमाटर अधिक मात्रा में खिलाएँ।

- चमेली के पत्ते चबाकर दो मिनट मुँह में रखें फिर थूक दें, फिर कुल्ला करें। बार-बार करें, छालों में लाभ होगा।
- अरहर की दाल छिलके सहित पानी में भिगो दें। उस पानी से गरारे करें।
- सोते समय छालों में देशी घी लगा दें, लाभ होगा।
- मेहँदी के पत्ते चबाने से छाले ठीक हो जाते हैं।
- फिटकरी पानी में घोलकर कुल्ले करने से मुँह के छाले ठीक हो जाते हैं।
- जिन बच्चों के प्राय: छाले रहते हैं, खाना खाने के बाद एक चम्मच सौंफ नित्य खिलाएँ।
- 15 ग्राम हल्दी 1 किलो पानी में उबालें। इस पानी से सुबह-शाम गरारे करें। छालों में लाभ होगा।
- 15 काली मिर्च और 30 किशमिश मिलाकर चबाएँ, छाले ठीक हो जाएँगे।
- हरा धनिया का रस जीभ पर लगाएँ। सूखा धनिया उबाल कर गरारे करें।
- तुलसी के पत्ते चबाने से छाले ठीक हो जाते हैं।
- देशी घी में कपूर मिलाकर मुँह में लगाकर लार टपकाएँ।
- बच्चों के मुँह में छाले होने पर मिश्री व कपूर का पाउडर करके मुँह में डालने से बच्चों के मुँह के छालों में अत्यधिक लाभ होता है।
- यदि बच्चे के मुँह और जीभ पर छोटे-छोटे दाने-से निकल आएँ या घाव हो जाएँ तो उसे 'मुँह आ जाना' कहते हैं। इससे बच्चा लार अधिक टपकाने लगता है व कभी-कभी दर्द से रोने-चिल्लाने भी लगता है। ऐसी स्थिति में गाजवाँ, बंसलोचन, छोटी इलायची, सफेद कत्था, शीतल चीनी 1-1 ग्राम तथा अनार की 4 कलियाँ पीस लें और कपड़े से बारीक छान कर दिन में 2-3 बार बालक के मुँह पर अंगुली से लगाने से लाभ होता है।
- बंसलोचन, सफेद कत्था, छोटी इलायची, मुदासिंग और चौकिया सुहागा—ये सभी बराबर लें, खूब बारीक पीसकर कपड़े से छान लें और गाय के घी में मिलाकर लगाएँ।
- शीतल मिर्च, गुलाब के फूल, इलायची को बारीक पीसकर चूर्ण बनाएँ और शहद में मिलाकर जीभ पर लगाएँ।
- कत्था, चिकनी सुपारी, जायफल, शीतल मिर्च, छोटी इलायची के चूर्ण में थोड़ा-सा कपूर मिलाकर शहद से चटाने पर मुखपाक ठीक होता है।

Here's what critics are saying about
Undercover in High Heels:

"Halliday is on top of her game, and readers will love Maddie's new adventure."
- Booklist

" It's rare to find a romantic mystery that's so funny, but this is certainly one of them. Maddie Springer (is) a 'Versace' Nancy Drew everyone can appreciate."
- Press & Sun Bulletin

"The characters are full of flaws, which make them believable and appealing, and Maddie's amusing, irreverent voice relating the story will have you smiling ear to ear. Halliday pulls off another hit with *UNDERCOVER IN HIGH HEELS*!"
- Fresh Fiction

"Readers who love romance, mystery, and a bit of humor will fall in love with *UNDERCOVER IN HIGH HEELS*. Like me you will find yourself scrambling to find the whole series of Ms. Halliday's 'High Heels' books."
- Fantasy Book Spot

"*UNDERCOVER IN HIGH HEELS* was worth the wait! Maddie is on a bullet-spraying, wardrobe-ruining, get-her-(boy)friend-back, high-speed, stranger-danger adventure and she's willing to take you along for the ride. And what a ride it is!!"
- Once Upon a Romance